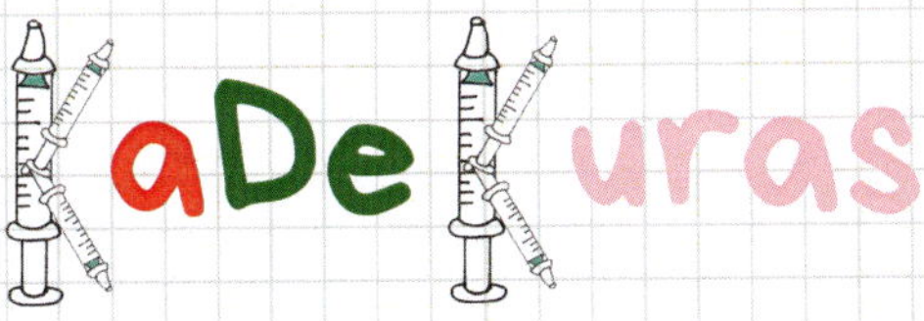

Guía para sobrevivir al primer año de hospital

Marina Lahuerta i Ribera

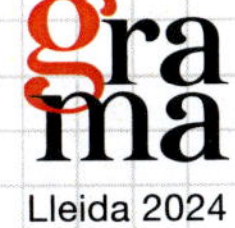

Lleida 2024

Sant Salvador, 8 - 25005 Lleida (España)
www.edmilenio.com · editorial@edmilenio.com
Editorial Milenio   @EdMilenio   @editorialmilenio

Primera edición: mayo de 2024
ISBN: 978-84-126866-1-6
DL: L 314-2024

Impreso en Arts Gràfiques Bobalà, S L
www.bobala.cat

Printed in Spain

Grama es la colección de autoedición de Milenio Publicaciones creada en octubre de 2020. El objetivo de Grama es situar bajo el paragüas de Milenio Publicaciones a todos los autores que desean editar con nosotros. En Grama nos comprometemos a acompañarles en todo el proceso de la publicación de su obra: la preedición, la impresión, la distribución i la difusión, en formato papel i/o digital. El catálogo de Grama comprende todos los géneros: novela, relatos cortos, cuento infaltil, narrativa juvenil, poesia, ensayo, teatro, relatos de viaje, estudios, libros de regalo...

Quiero agradacer a todos mis compañeros del HUSM:
equipos de TCAE, enfermería y ayudantes sanitarios, que me han apoyado y han compartido todos sus conocimientos y experiencia facilitándome el aprendizaje.

¡Gracias, compañeros!

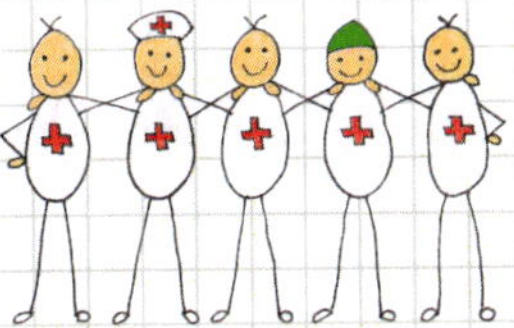

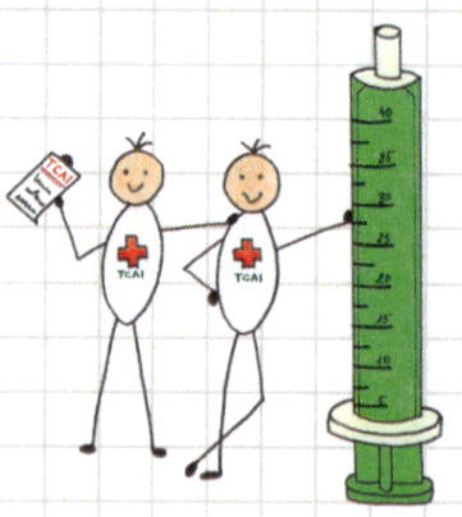

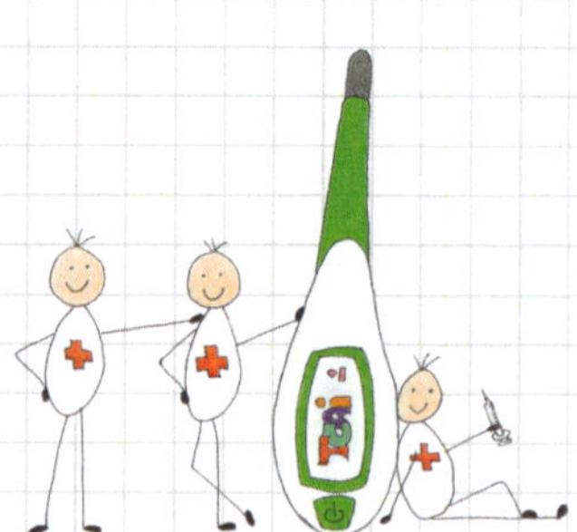

PREÁMBULO

Esta guía, en un principio, era un cuaderno que recopilaba fichas de cuidados básicos y el material necesario para realizarlos, con la intención de consultarla siempre que fuera necesario.

Era importante que fuera muy visual, de manera que los dibujos proporcionaran una explicación rápida y clara, y que el texto completara la información.

Mi deseo es que sea tan útil para los compañeros de profesión y para la gente que ejerce de cuidadora voluntariamente como lo ha sido para mí.

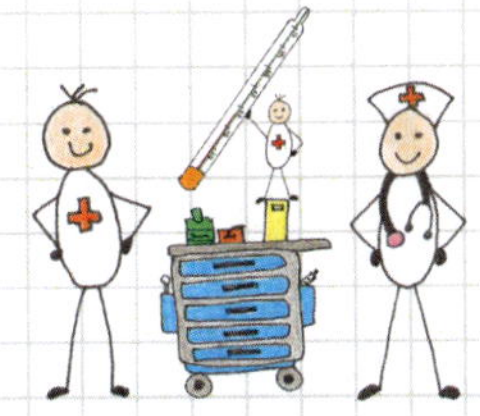

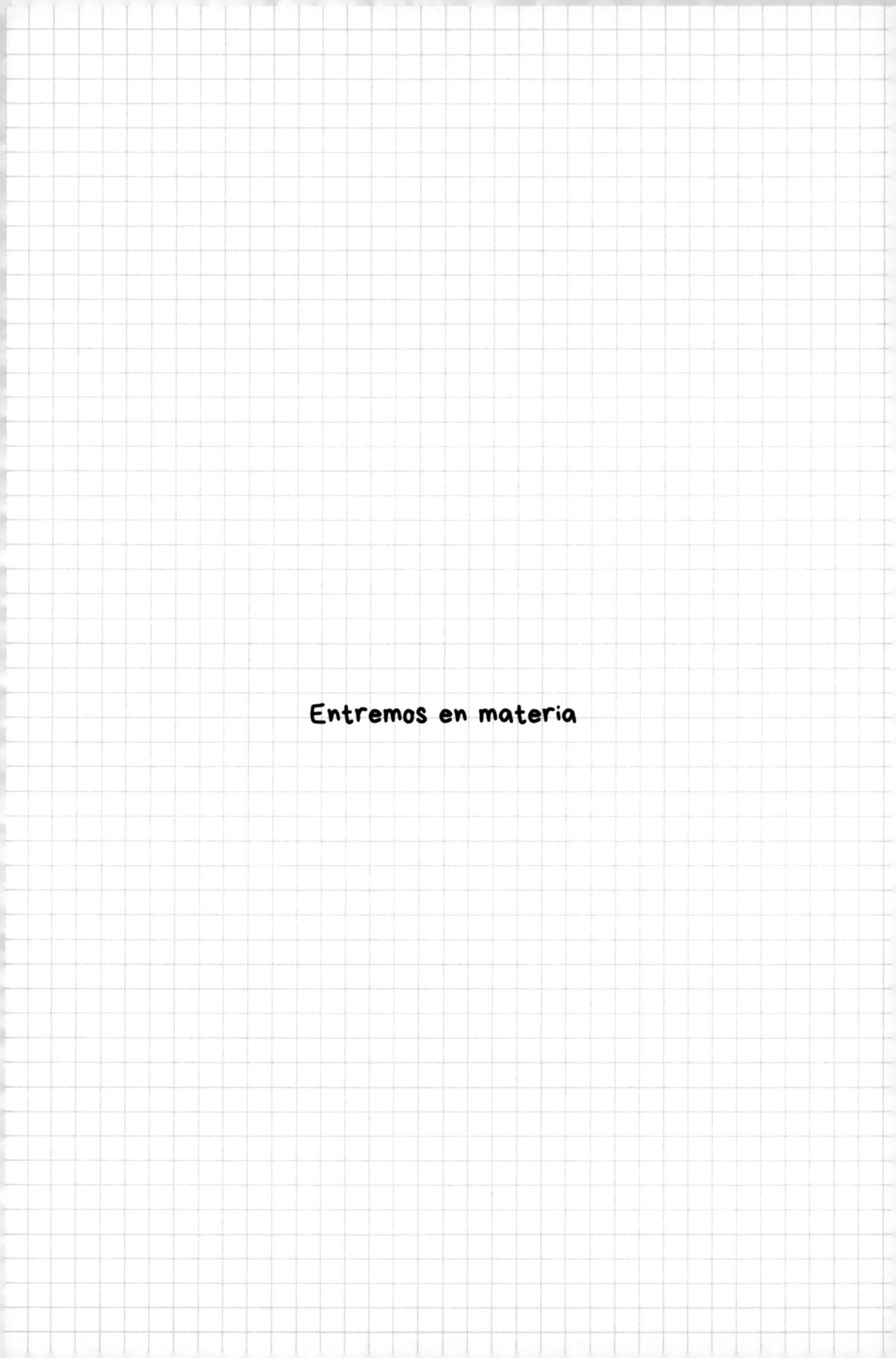
Entremos en materia

Sobre el paciente

ingreso	alta	éxitus
Recibir al paciente en la habitación y presentarnos	Ayudar a vestir al paciente Guardar sus objetos personales en una bolsa	Avisar al médico para que certifique el éxitus Comprobar la identidad del paciente
Acomodarlo	Salida + papeles alta + efectos personales	Avisar a la familia Guardar los objetos personales del paciente en una bolsa
Guardar sus efectos personales	Tirar los aparatos usados por el paciente	Retirar y tirar aparatos, apósitos y vías usados por el paciente
Enseñar al paciente los utensilios y la ropa de baño	Lavar y guardar utensilios y colchón antiescaras	Lavar y guardar utensilios y colchón antiescaras
Explicar al paciente los mandos y normas del hospital	Avisar a limpieza	Avisar a limpieza
Explicar las normas a los acompañantes	Preparar la habitación para otro paciente	Preparar la habitación para otro paciente

APÓSITOS Y VENDAS

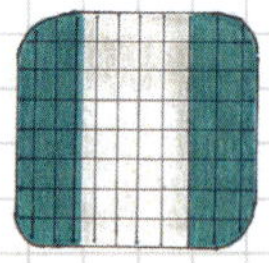

HIDROCOLOIDE
Heridas no exudativas
en las que se ha levantado
la piel
Favorece la cicatrización

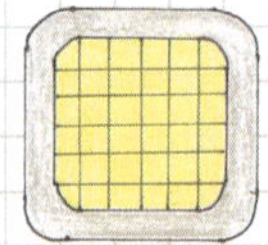

HIDROCOLOIDE
Heridas no exudativas
en las que se ha levantado
la piel
Favorece la cicatrización

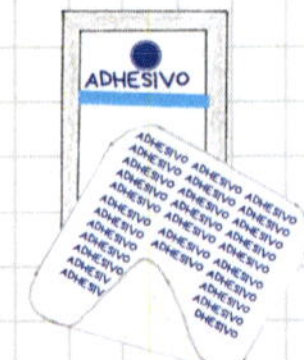

ADHESIVO ESTÉRIL
Transparente
Protege las heridas
de bacterias y agua
Sujeta los catéteres

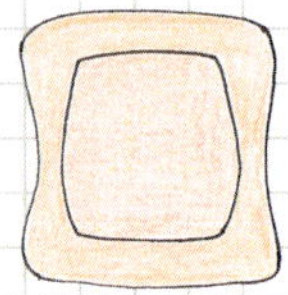

ESPUMA HIDROFIBRA
Protección LPP

ESPUMA HIDROCELULAR
Protección y tratamiento
LPP

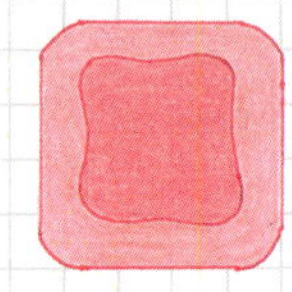

ESPUMA HIDROCELULAR
Protección y tratamiento
LPP

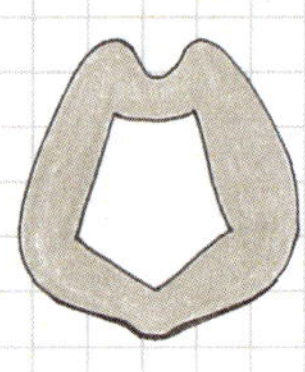

DE SILICONA
Espuma de protección
del sacro

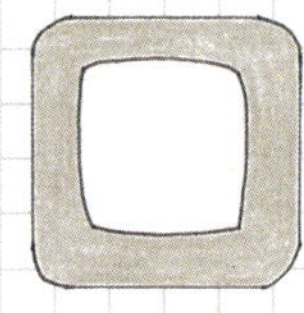

DE SILICONA
Espuma de protección

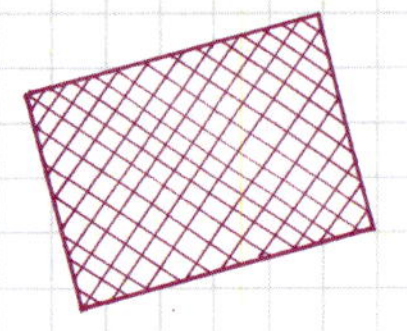

PARA LAS HERIDAS
+ espuma

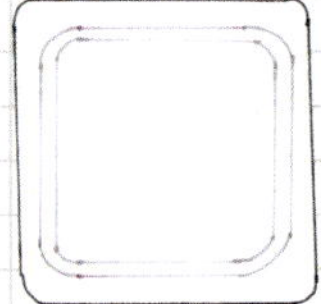

NO ADHESIVO
Espuma de protección
Necesita fijación

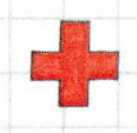

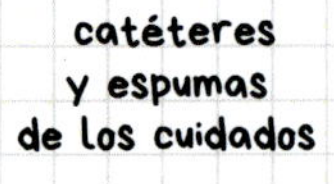

FIJADORES PARA :
catéteres
y espumas
de los cuidados

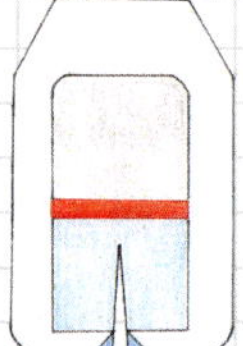

FIJADORES
para catéteres

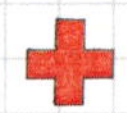

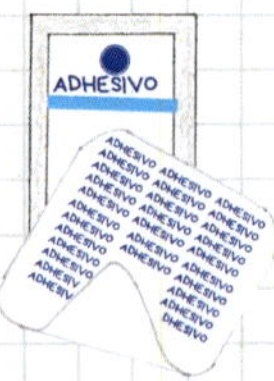

APÓSITOS Y VENDAS

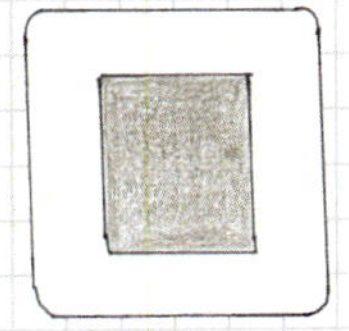

CARBÓN
Neutraliza olores en las heridas

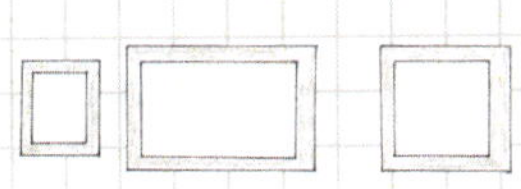

QUIRÚRGICOS
Para tapar puntos de sutura o grapas

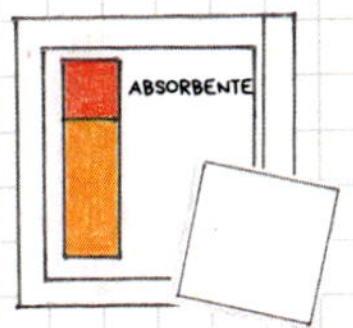

ABSORBENTE
Para detener los sangrados

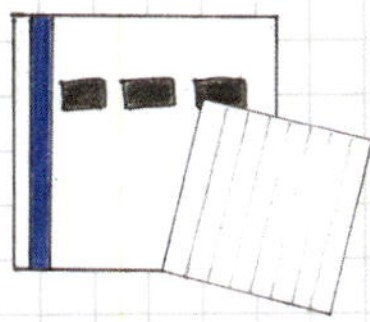

HIDROFIBRA
Absorbente
Se convierte en gel

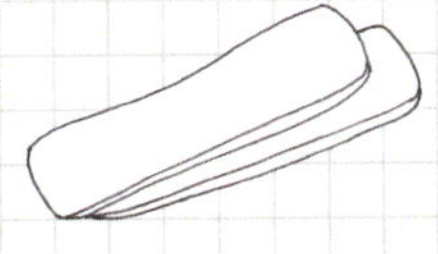

MECHA
Para heridas cavitadas

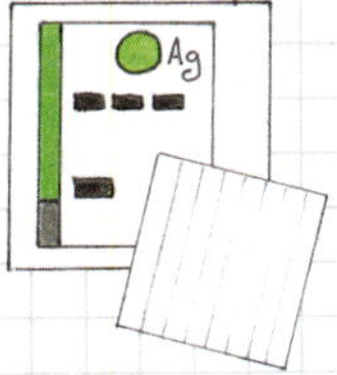

HIDROFIBRA
para heridas infectadas
Absorbente
Se convierte en gel

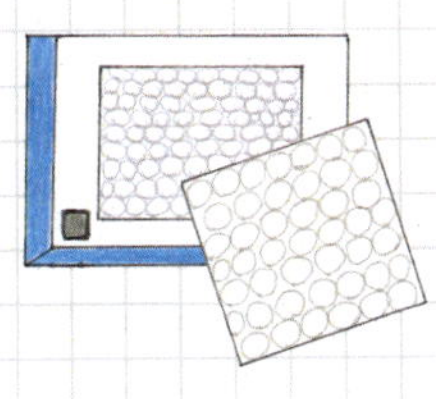

HIDROFIBRA
Absorbe y se convierte en gel

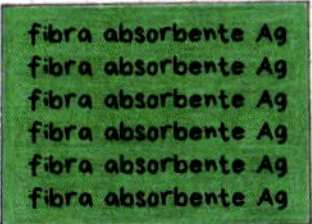

FIBRA ABSORBENTE
Cuando la herida está infectada
Absorbe el exudado

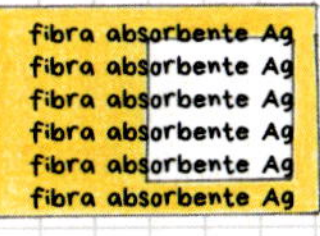

FIBRA ABSORBENTE
Para heridas infectadas y exudativas

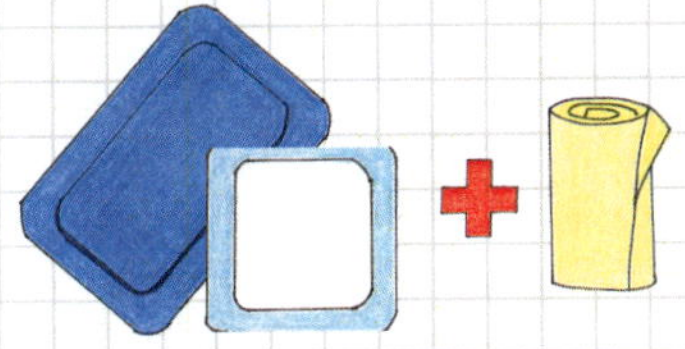

SUPERABSORBENTE
Necesita fijación

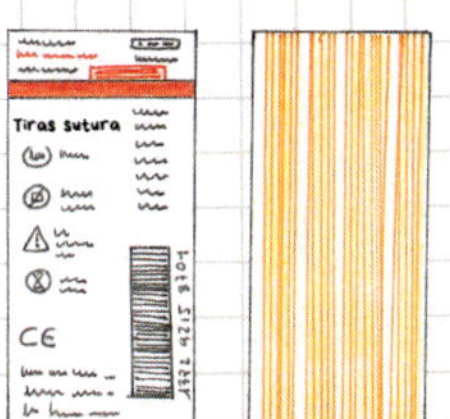

TIRAS
Sutura adhesiva

APÓSITOS Y VENDAS

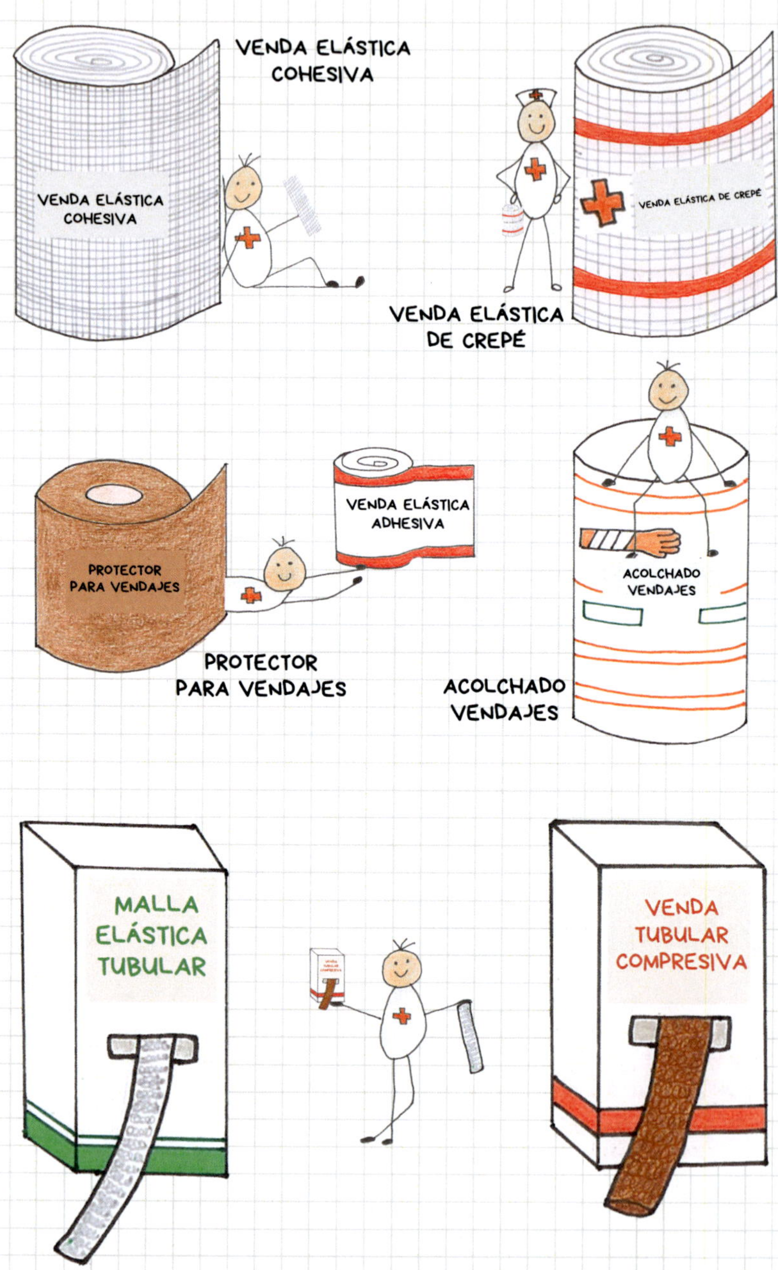

Pomadas

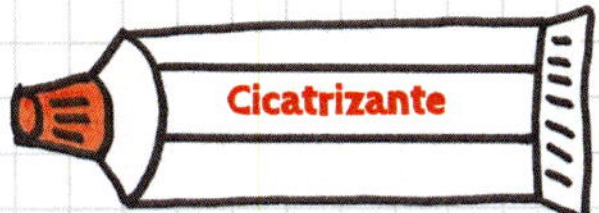

Antibiótico - cicatrizante para heridas y escaras

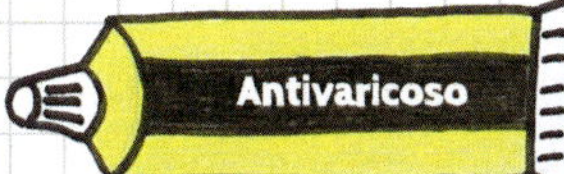

Antivaricoso para hematomas superficiales y golpes

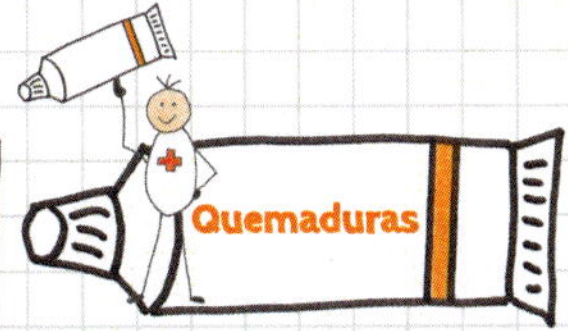

Antibiótico para tratar quemaduras, úlceras varicosas y de decúbito

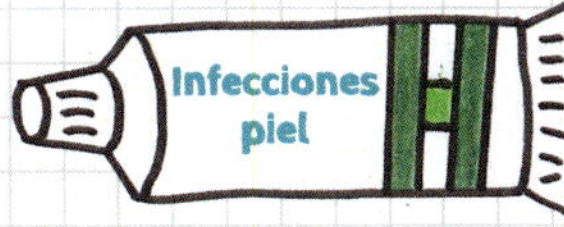

Antibiótico para infecciones bacterianas de la piel

Antiinflamatorio piel

Corticosteroide antiinflamatorio

Protector piel

Ablanda y proteje la piel, seca y elimina costras

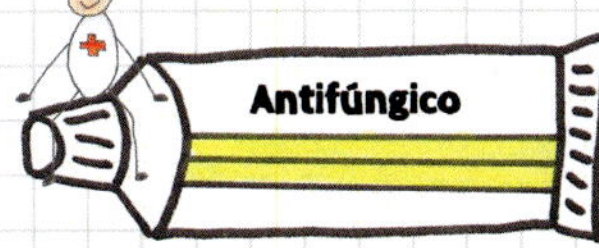

Trata la candidiasis en zonas húmedas de la piel

Antiinflamatorio gel

Antiinflamatorio/analgésico para la artrosis/artritis

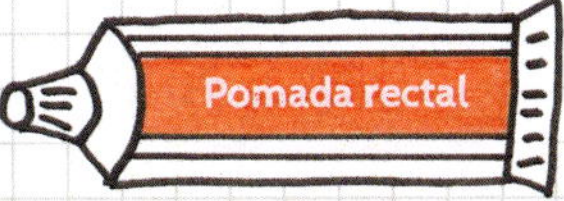

Tratamiento para hemorroides, dolor y picores asociados

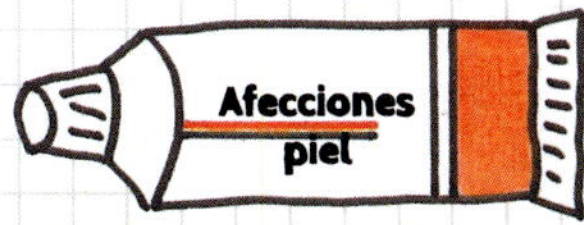

Antiinflamatorio corticoide Tratamiento de dermatitis

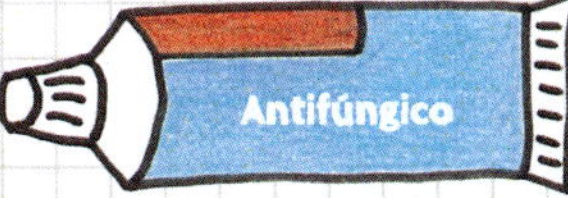

Para las infecciones de la piel (tiña)

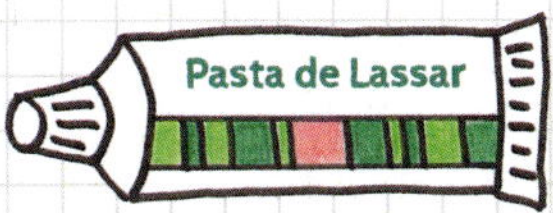

Prevención y tratamiento de irritaciones y escoriaciones

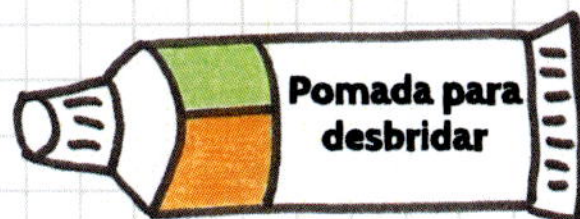

Limpieza y cicatrización de heridas

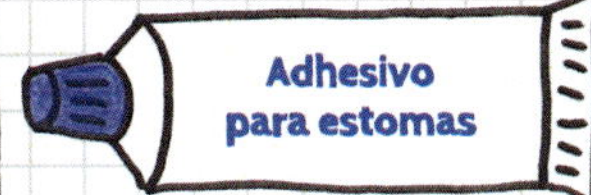

Pasta protectora y niveladora de la piel para ostomías

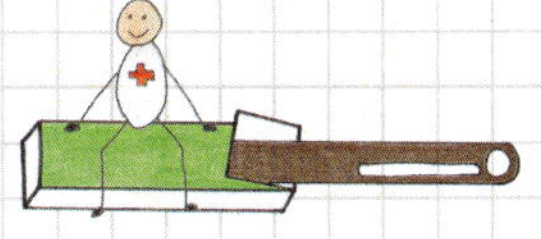

Tratamiento para limpiar tejido de granulación (traqueostomía) y de úlceras o llagas Para los sangrados

Soluciones de limpieza y curas

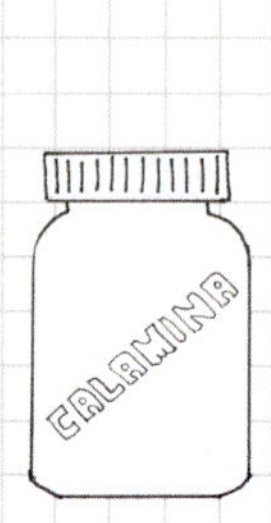

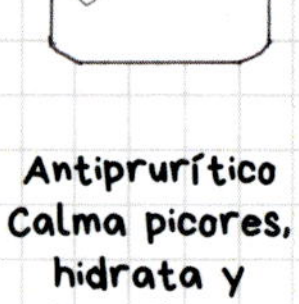

Antiprurítico
Calma picores,
hidrata y
desinflama

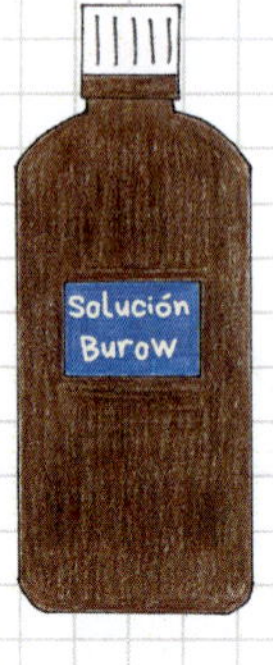

Antiinflamatorio
Secante
Antifúngico

Alcohol

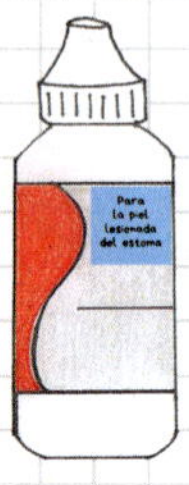

Absorbe
la humedad
de la piel
lesionada
del estoma

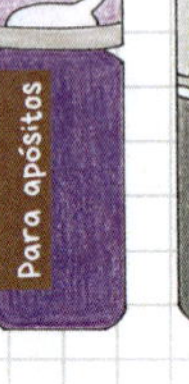

Para
despegar
apósitos

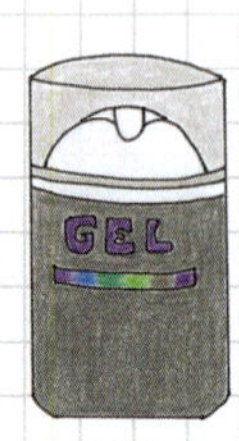

Gel
reparador

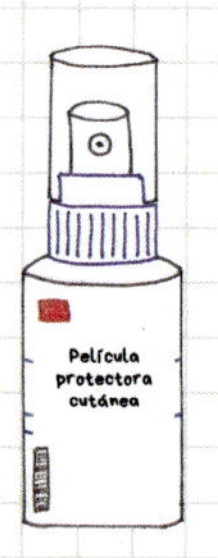

Película
protectora

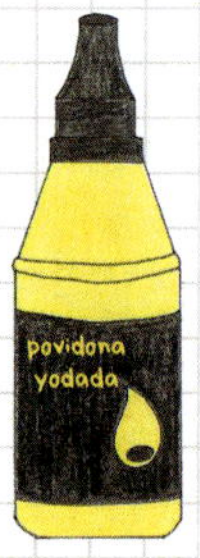

Povidona

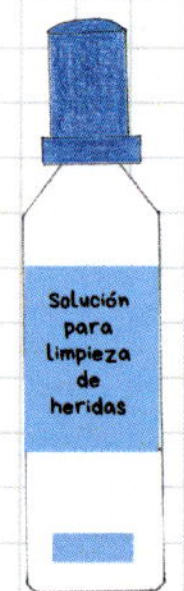

Solución para
limpieza de
heridas

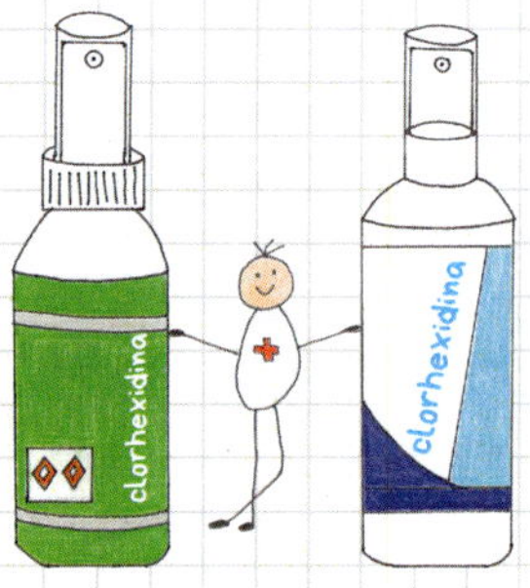

Clorhexidina

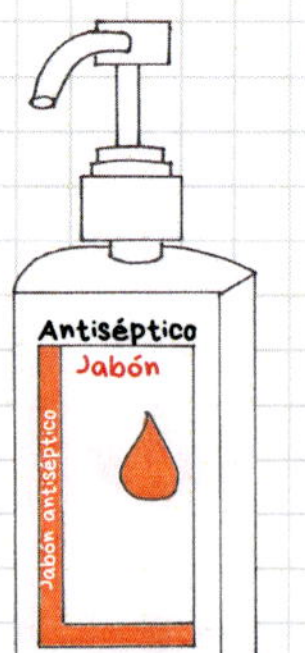

Jabón antiséptico

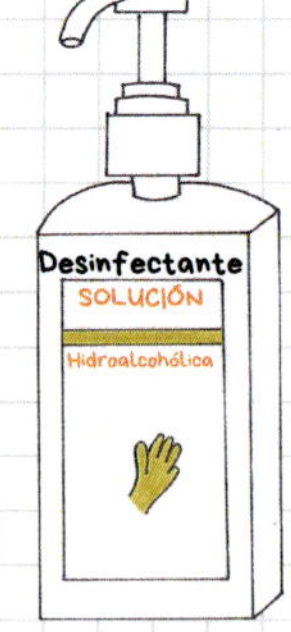

Solución
desinfectante

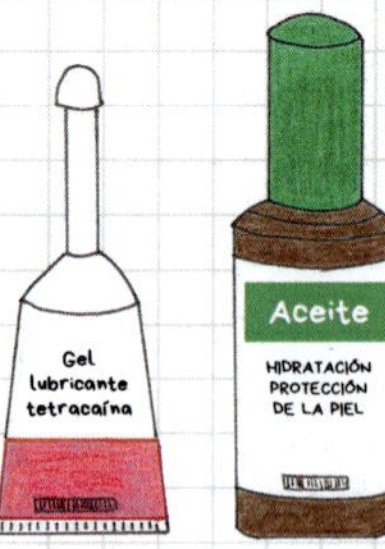

Lubricante

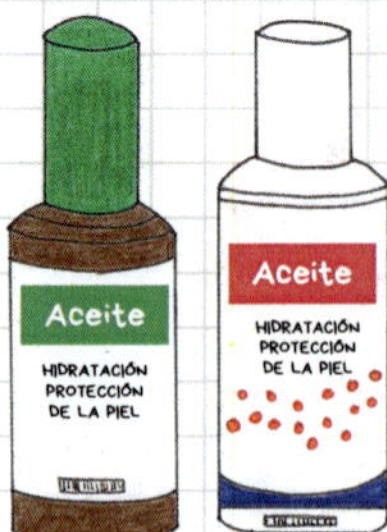

Aceite
hidratante

AGUJAS - CATÉTERES - JERINGAS

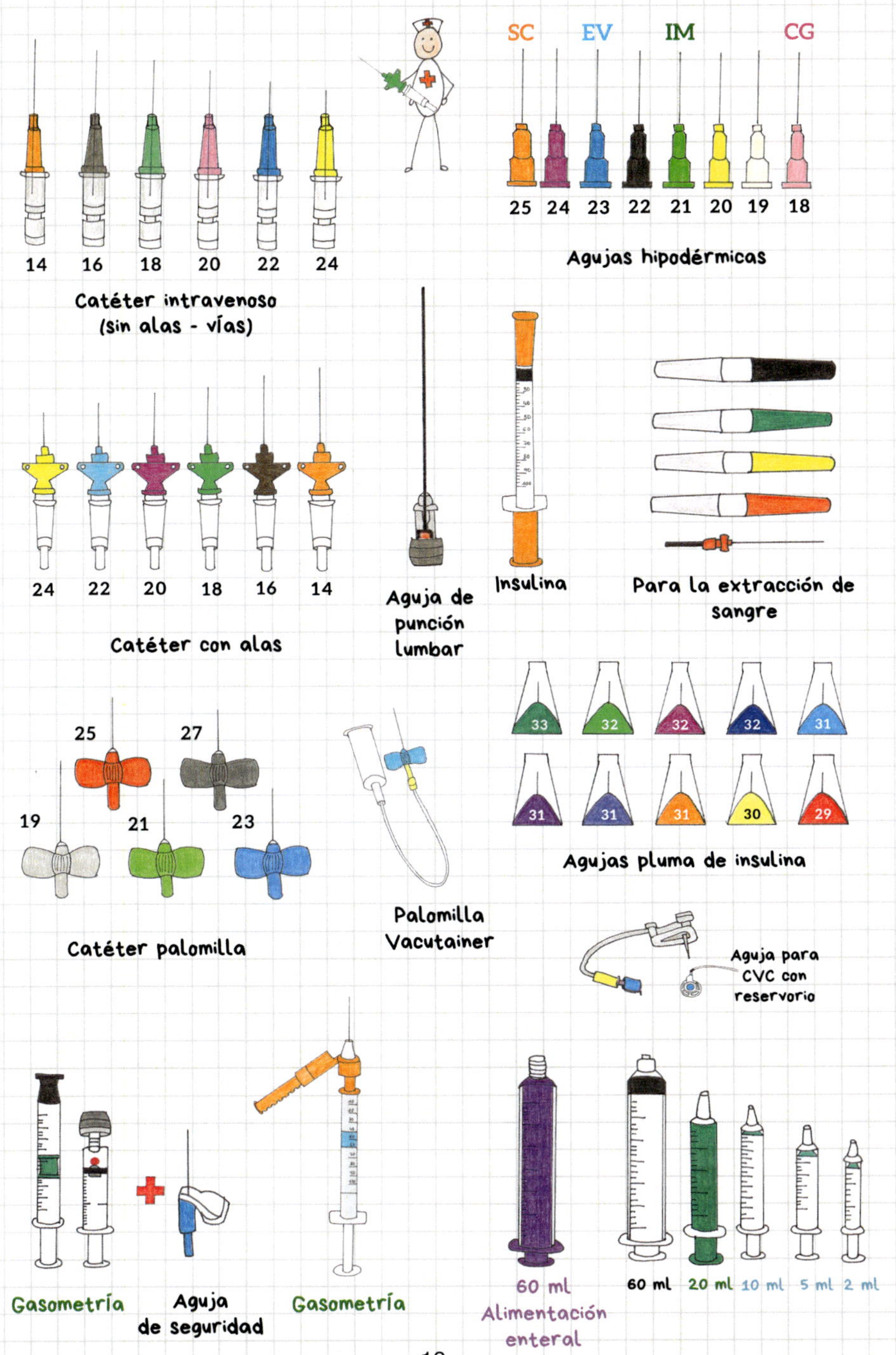

SOLUCIONES DE IRRIGACIÓN / PERFUSIÓN

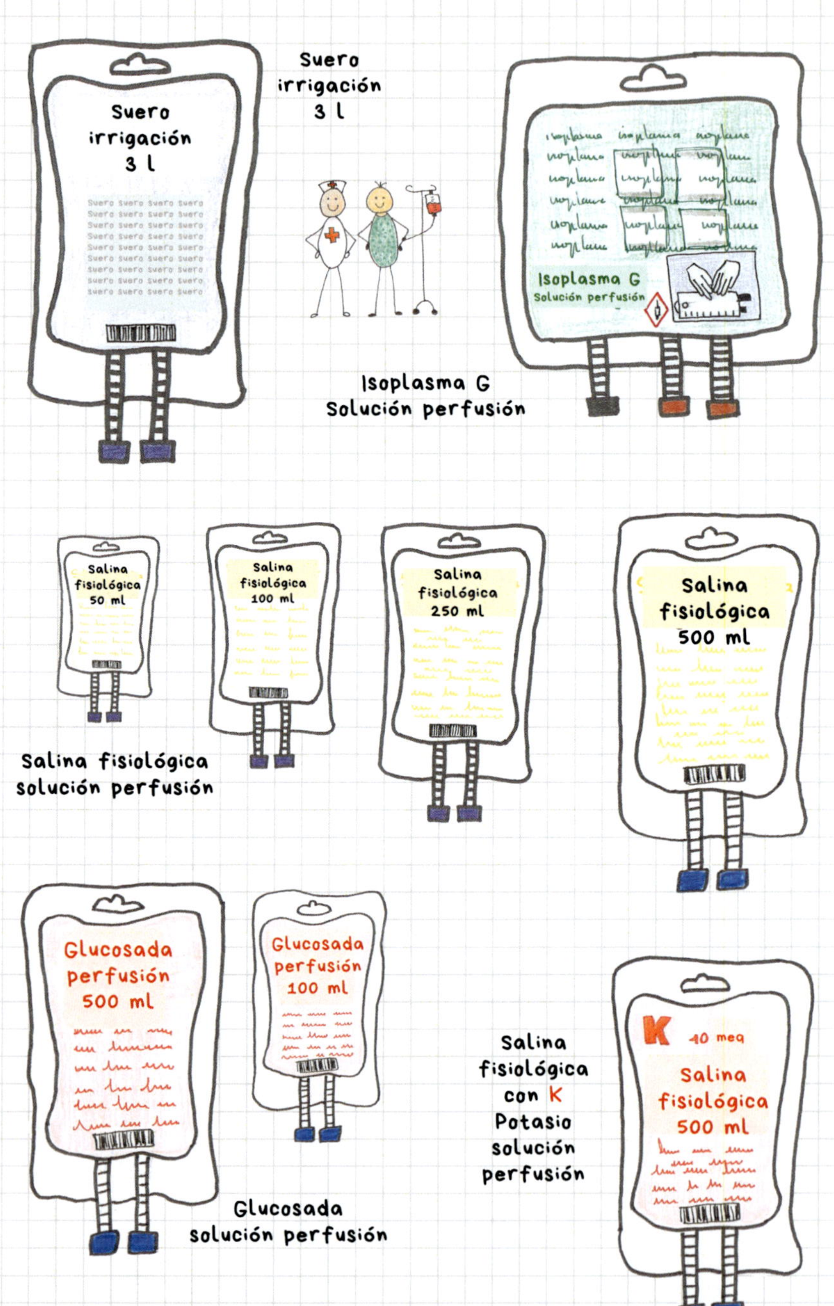

SOLUCIONES DE IRRIGACIÓN / PERFUSIÓN

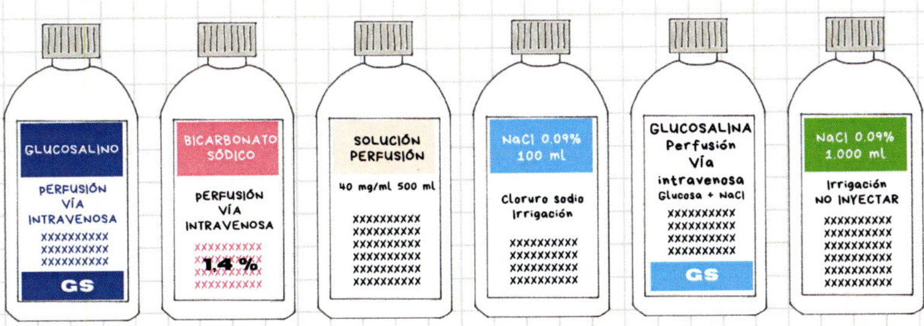

Glucosa

Bicarbonato sódico 1,4%

Solución perfusión

Cloruro de sodio

Glucosa + cloruro de sodio

Cloruro de sodio 0'09%

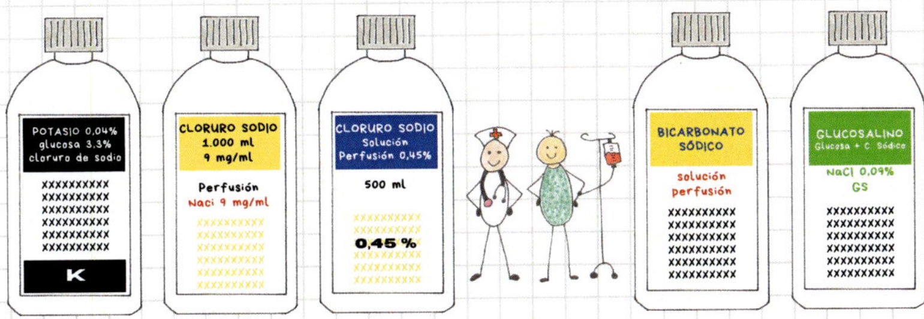

Potasio 0,04%
Glucosa 3,3%
Cloruro de sodio

Cloruro sodio 9 mg

Cloruro sodio 0,45%

Bicarbonato sódico

Glucosa + Cloruro de sodio 0,09%

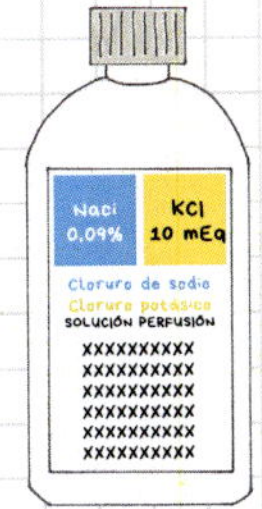

Cloruro de sodio 0,09% + Cloruro de potasio

GLUCOSADA
10%
Glucosa
Solución perfusión
10 %

Glucosa 10%

SALINA FISIOLÓGICA
Solución Perfusión
Suero de irrigación

Salina fisiológica

Glucosa
5%
KCl
20 mEq
Solución perfusión
Glucosa+C.Potasio

Glucosa 5%
Cloruro de potasio

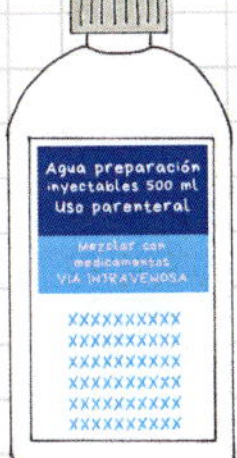

H_2O preparado para inyectables

RITMO DE INFUSIÓN

1 ml = 20 macrogotas = 60 microgotas

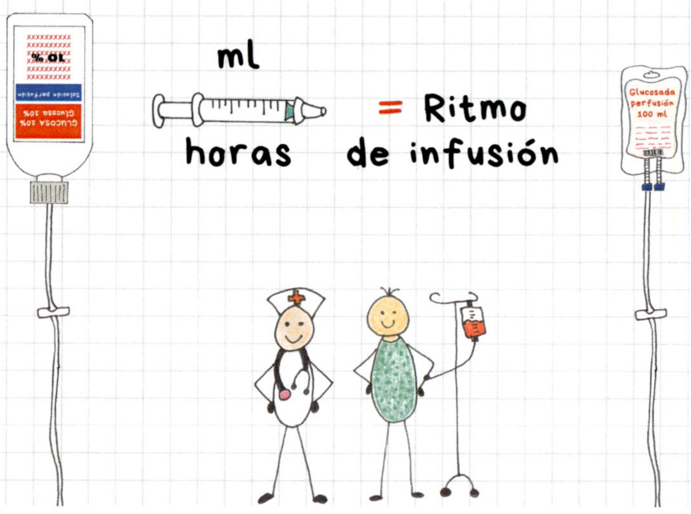

ml	1 h	2 h	3 h	4 h	6 h	8 h	12 h	24 h
100	100	50	33,3	25	16,6	12,5	8,3	4,2
250	250	125	83,3	62,5	41,6	31,2	20,8	10,4
500	500	250	166,6	125	83,3	62,5	41,6	20,8
1.000	1.000	500	333,3	250	166,6	125	83,3	41,6
1.500	1.500	750	500	375	250	187,5	125	62,5
2.000	2.000	1.000	666,6	500	333,3	250	166,6	83,3

EQUIPOS

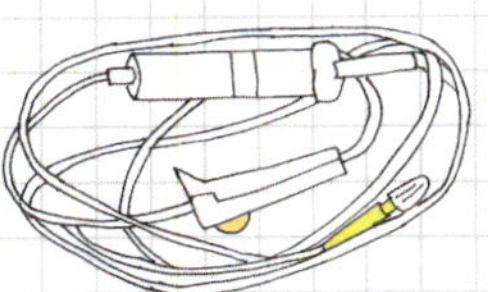

Equipo de irrigación

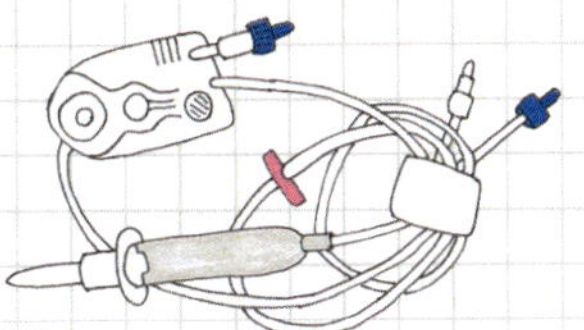

Equipo para bomba de perfusión

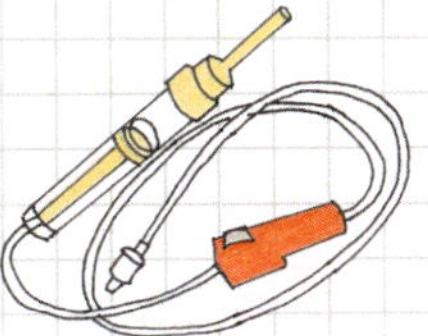

Equipo de transfusión

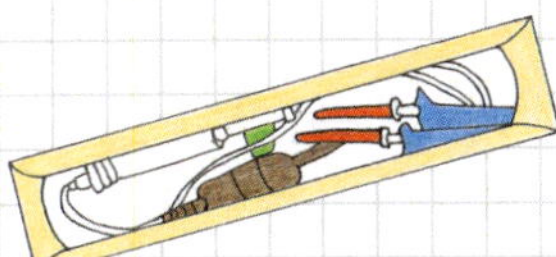

equipo para bomba de transfusión de 2 luces

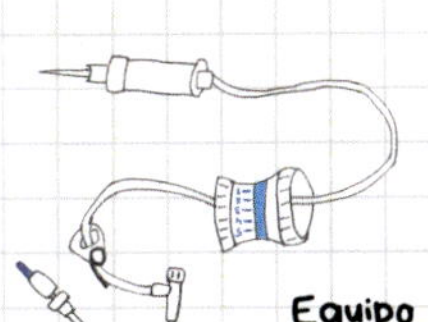

Equipo de perfusión intravenosa

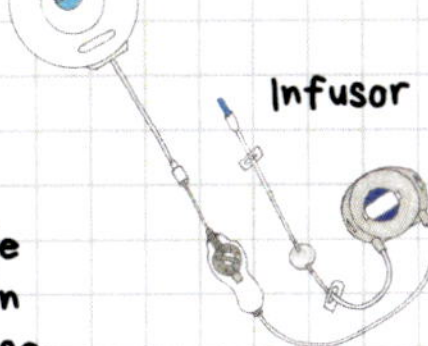

Infusor

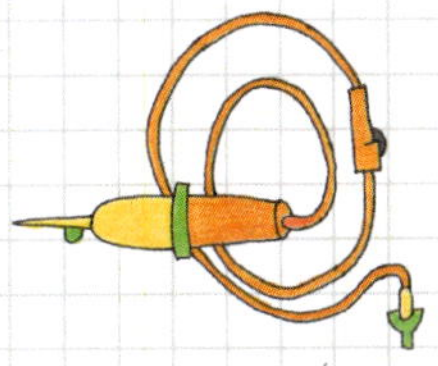

Equipo opaco para bomba de transfusión

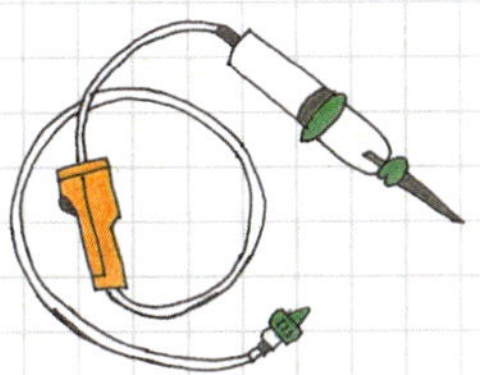

Equipo de infusión

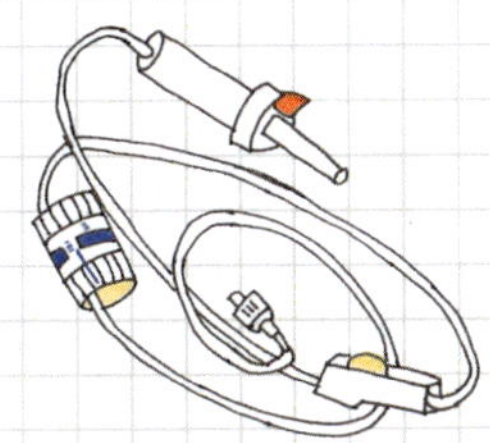

Equipo de infusión + regulador de flujo

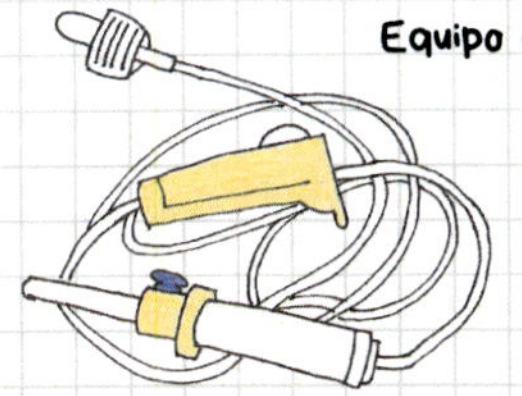

Equipo de infusión

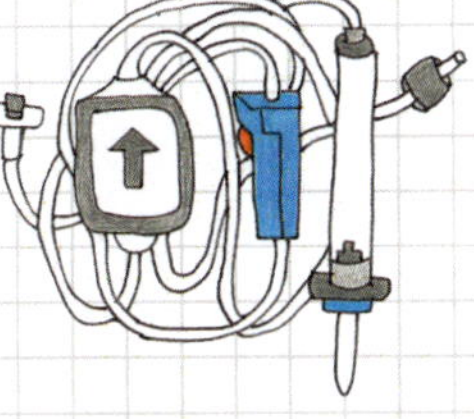

Equipo de perfusión intravenosa

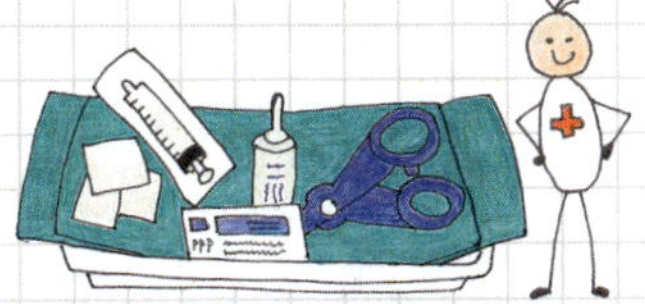

Equipo estéril para sondaje vesical

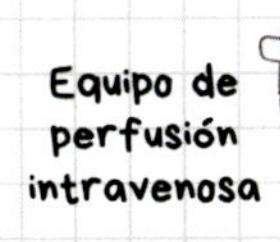

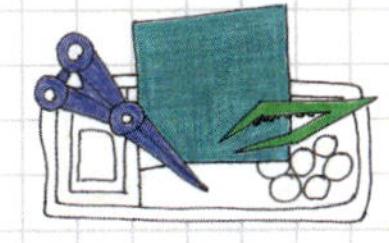

Equipo estéril para curas

Material para curas básicas

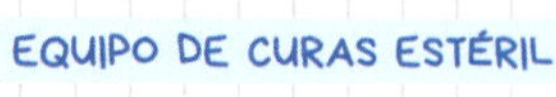

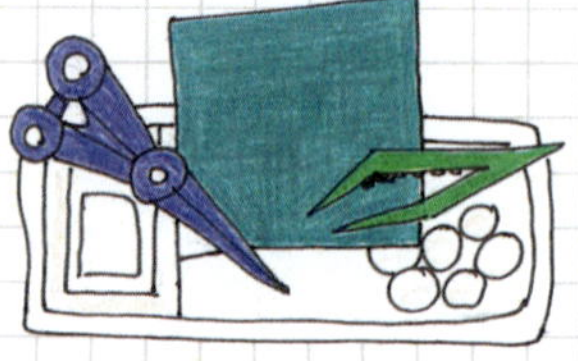

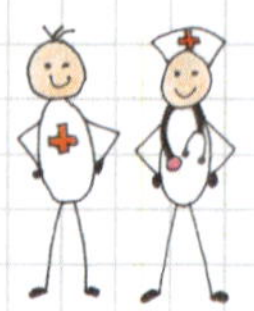

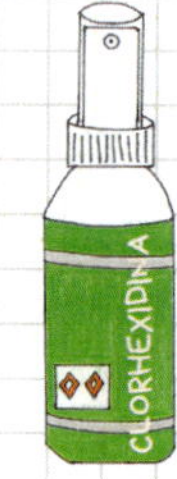

Solución antiséptica

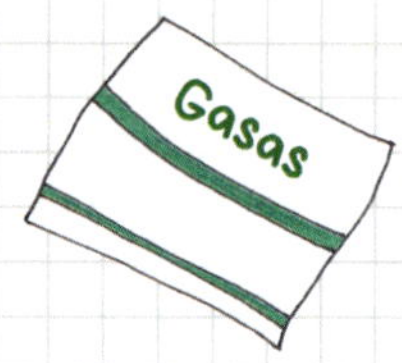

Gasas estériles

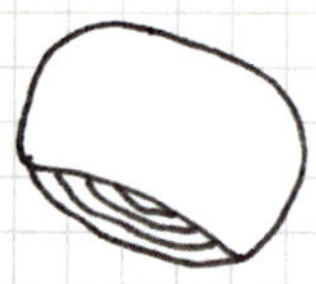

Torundas de gasa

Guantes estériles

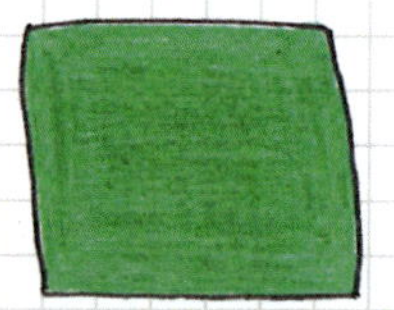

Campo estéril

Apósitos

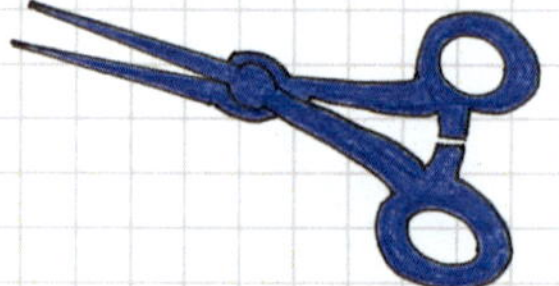

Pinza Kocher azul

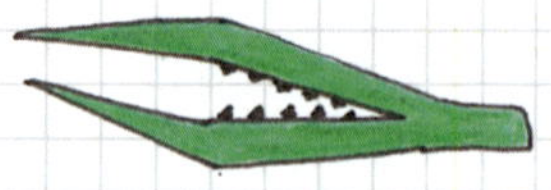

Pinza de disección verde

SONDAS

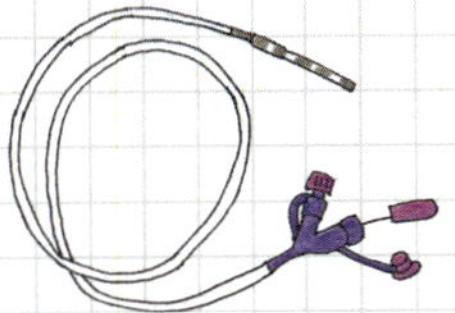

Sonda nasogástrica (SNG)
de alimentación

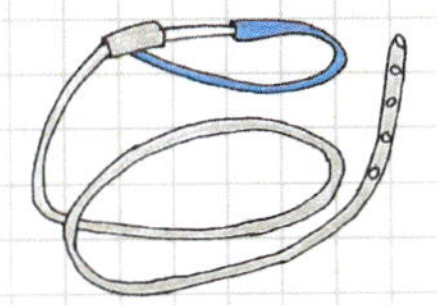

Sonda nasogástrica (SNG)
de descarga

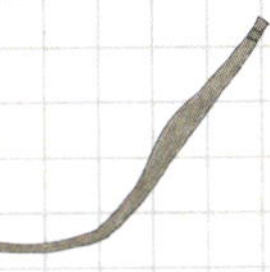

De aspiración

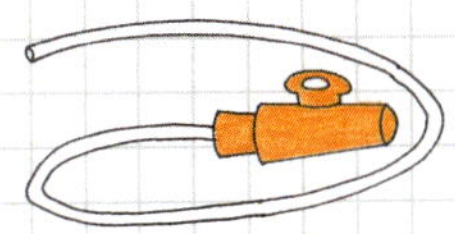

De aspiración con control

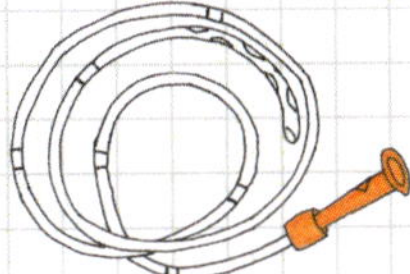

De nutrición
1 luz

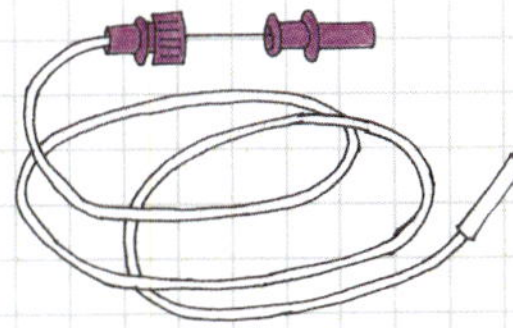

De nutrición
1 luz

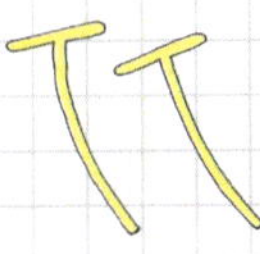

De drenaje de fluidos

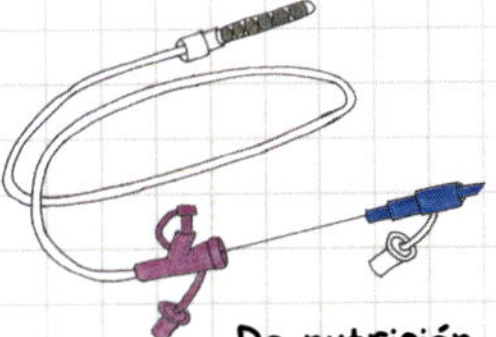

De nutrición
1 luz

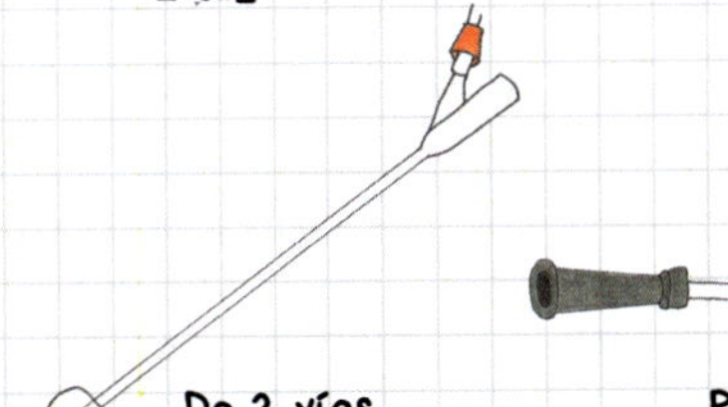

De 2 vías

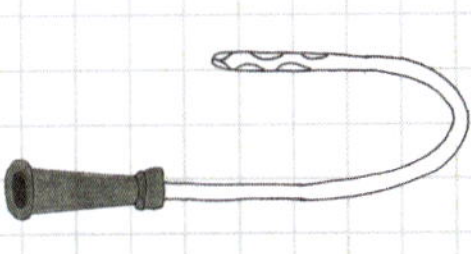

Rectal

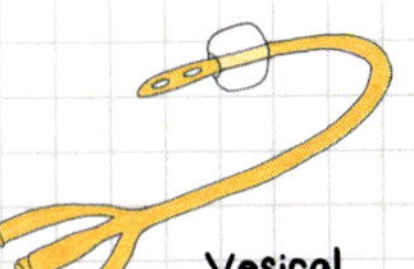

Vesical
de 3 vías

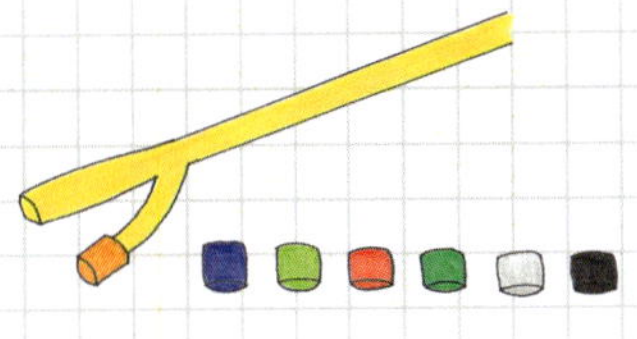

De 2 vías
para vaciar la vejiga

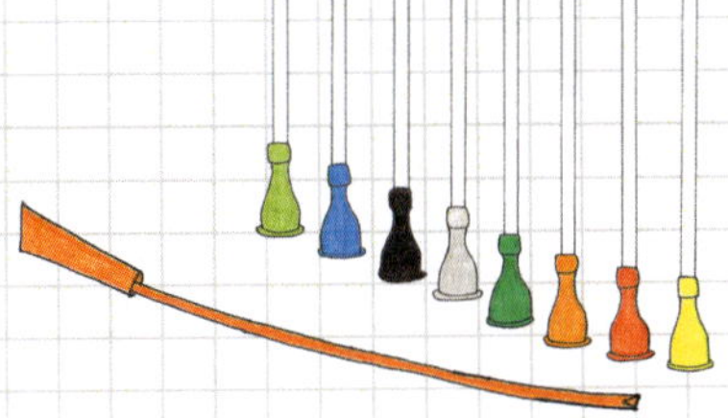

Intermitente
para vaciar la vejiga y recoger muestras

ACCESORIOS

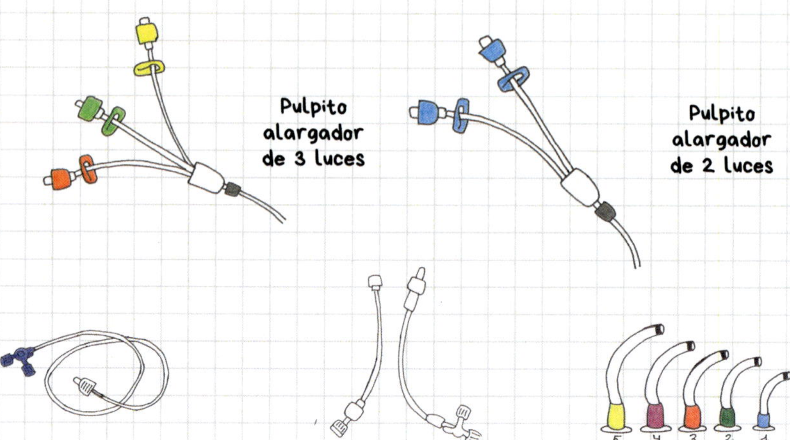

Pulpito alargador de 3 luces

Pulpito alargador de 2 luces

Llave de 2 vías + alargador

Alargador de vía con llave de 2 luces

Tubos de Guedel (cánula de Mayo)

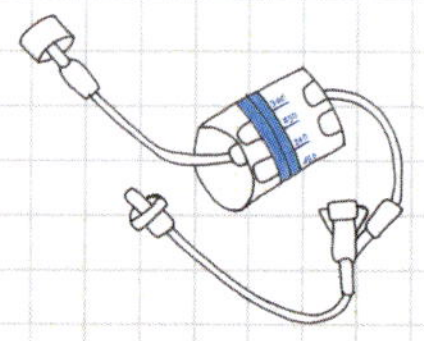

Regulador de flujo

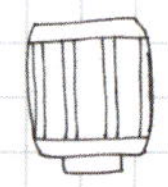

Tapón con membrana subcutánea

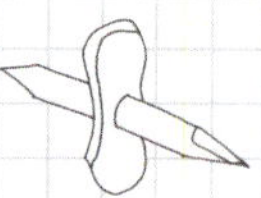

Punzón de doble vía

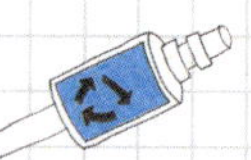

Conector aspirador de secreciones

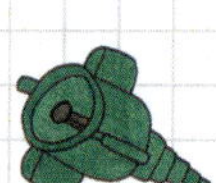

Conector para oxígeno

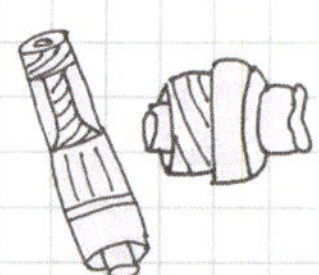

Bioconector

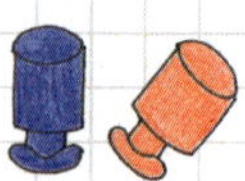

Tapones

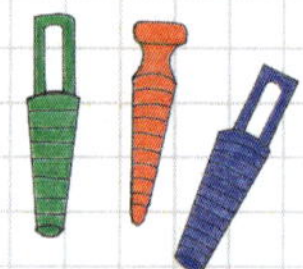

Tapones sonda vesical

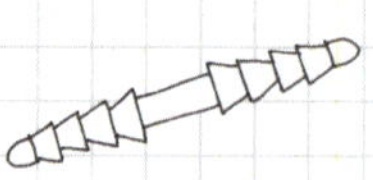

Conector para alargadores de oxígeno

Carro de paros

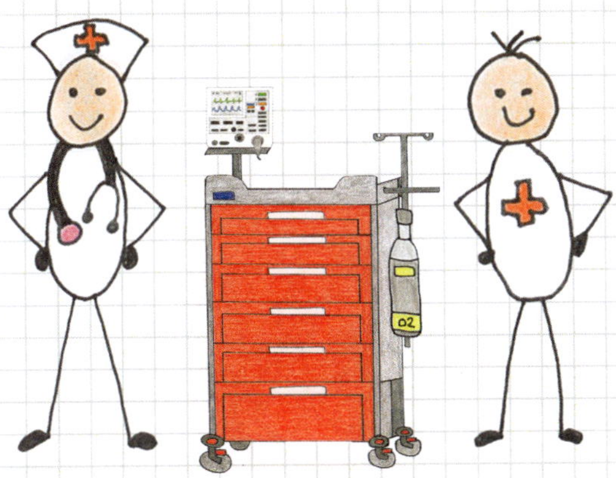

EL CARRO DE PAROS TIENE QUE ESTAR SIEMPRE CONECTADO Y LOS ELECTRODOS PRECINTADOS

La composición del carro de paros puede variar segun la unidad y los procedimientos que en ella se realizan, pero hay elementos esenciales que son comunes a todas.

Es importante comprobar periódicamente, según protocolo, que todos los elementos del carro de paros estén en perfecto estado y funcionamiento.

CAJONES

Tienen que estar completos con el material y medicamentos necesarios, con la fecha de caducidad correcta.

Tienen que tener un balón de ventilación y un aspirador de secreciones montados con todos los elementos para utilizarlos en emergencias.

Material del carro de paros

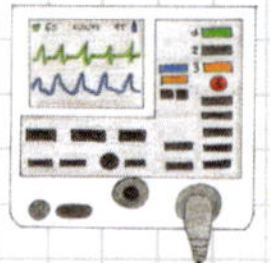

Desfibrilador

Electrodos

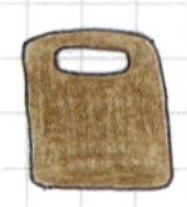

Tabla RCP

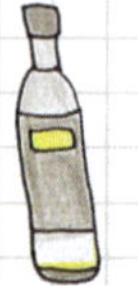

Bomba de O_2

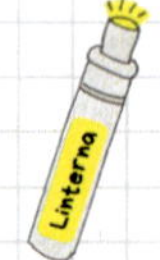

Linterna

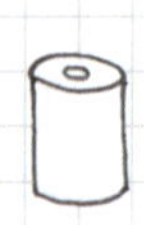

Rollo de papel

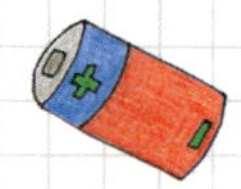

Pilas de recambio

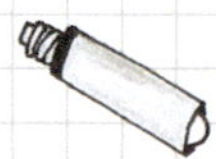

Bombillas recambio

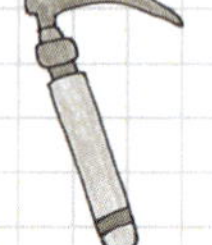

Laringoscopio

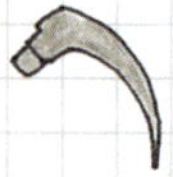

Palas de laringoscopio

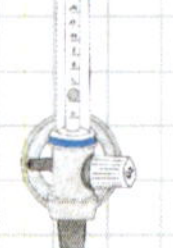

Manómetro

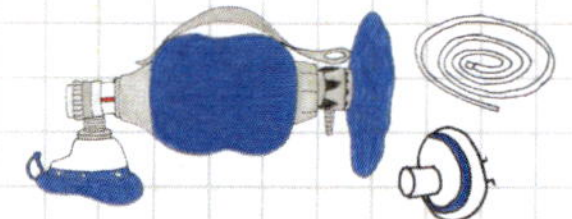

Balón de ventilación

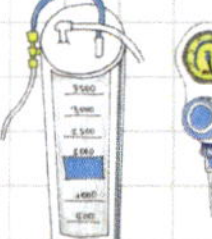
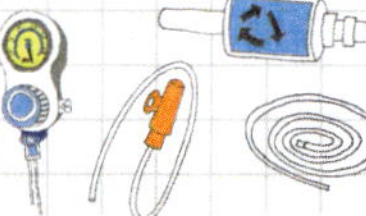

Aspirador de secreciones

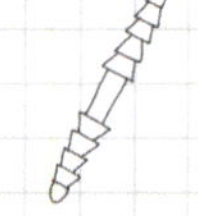

Conexión alargadores

Guantes estériles

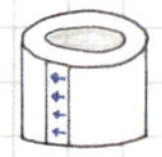

Esparadrapo

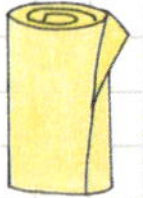

Venda algodón

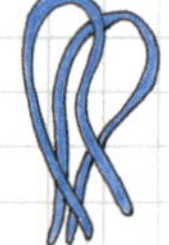

Cintas retracción

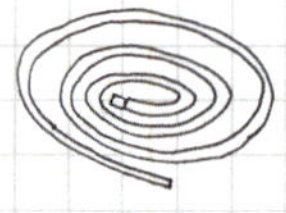

Alargador O_2

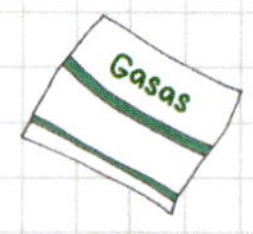

Gasas estériles

Pinzas de Magill

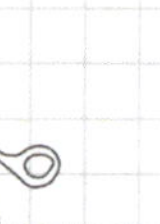
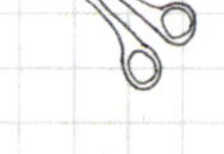

Tijeras

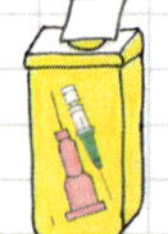

Contenedor objetos punzantes

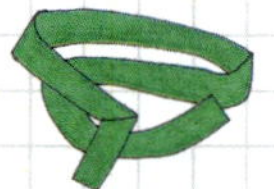

Compresor venoso

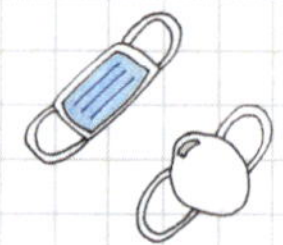
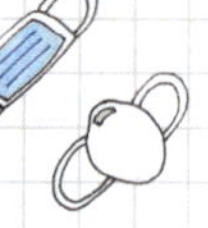

Protección facial

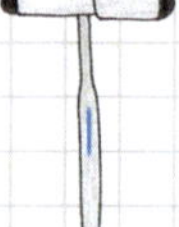

Martillo de reflejos

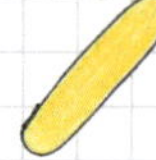

Depresor lingual

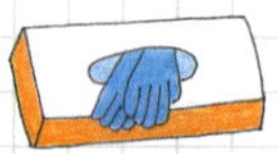

Guantes

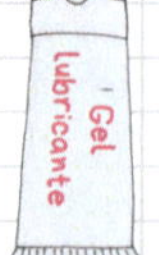

Lubricante hidrosoluble

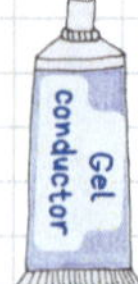

Gel conductor

Material del carro de paros

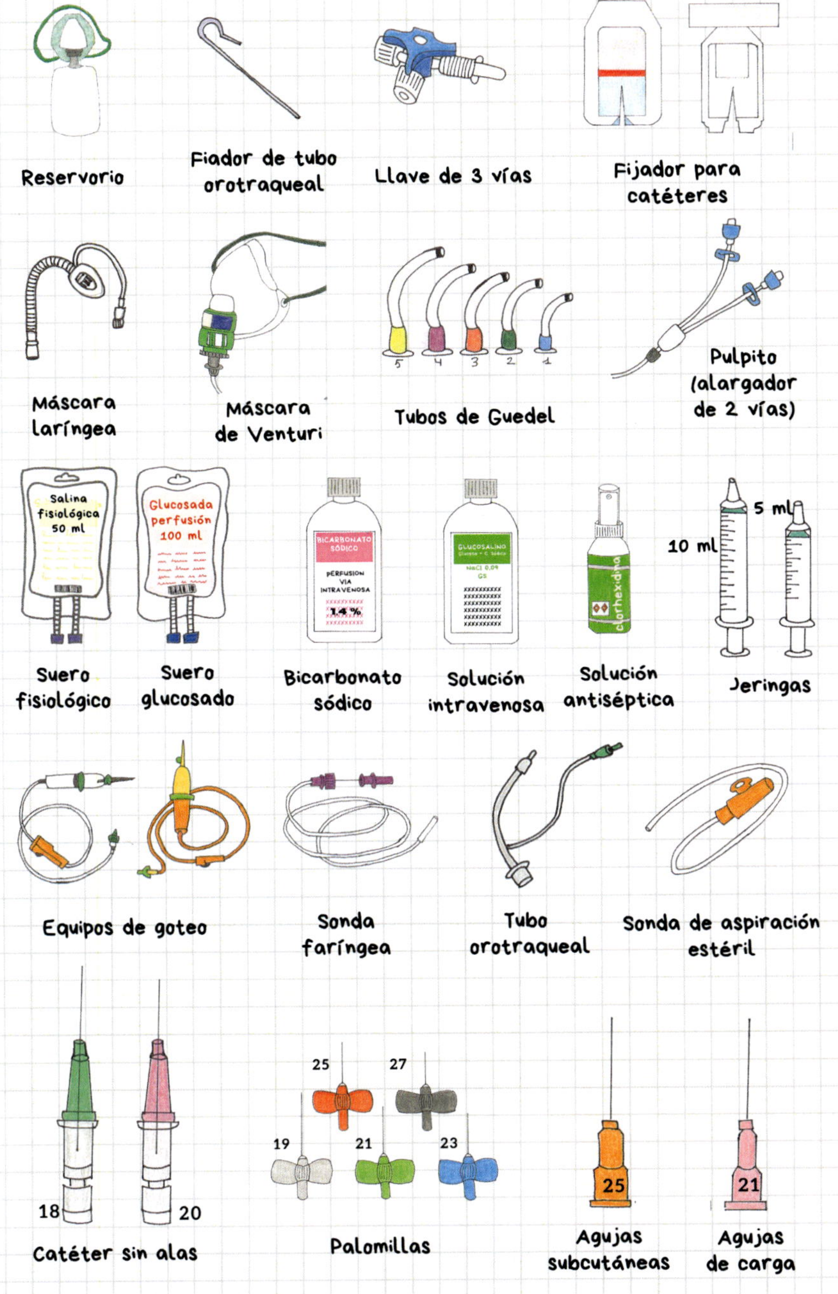

DESFIBRILADOR

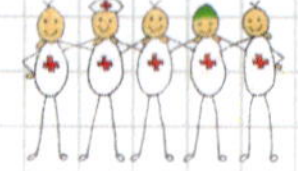

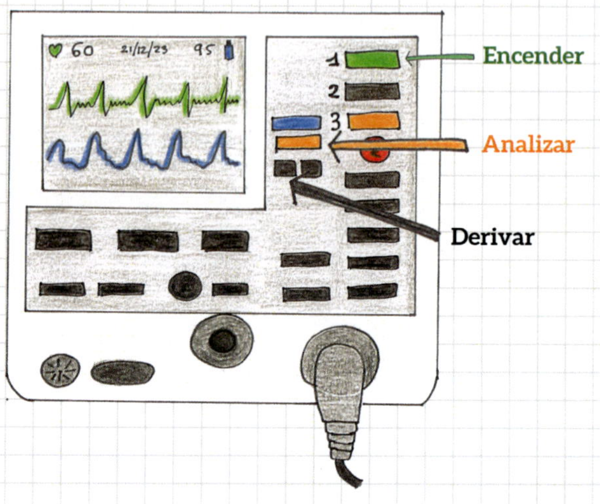

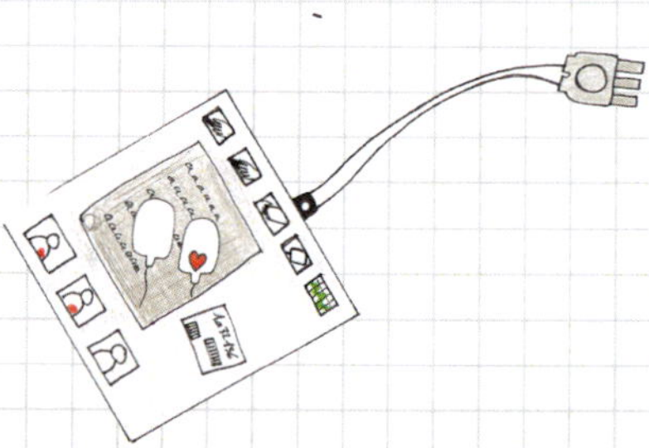

Electrodos

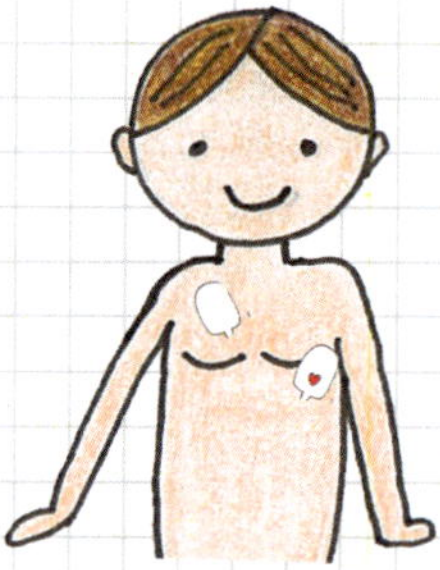

Colocación de los electrodos

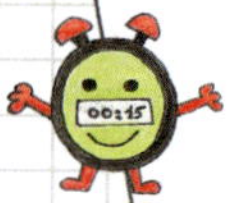

check IN

Hay que hacer un control periódico del correcto funcionamiento del desfibrilador según el protocolo de cada hospital

MANÓMETROS

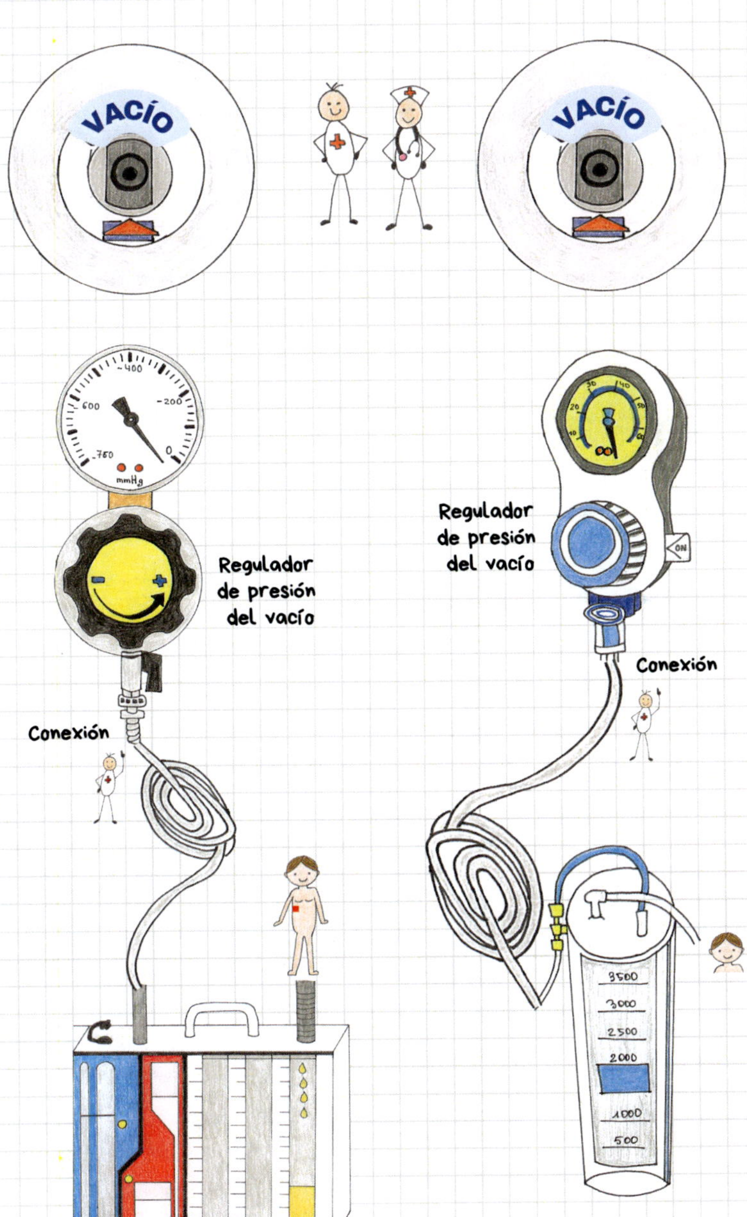

VACÍO
VACÍO
400
600
200
750
0
mmHg
Regulador de presión del vacío
Conexión
30
40
20
50
10
60
ON
Regulador de presión del vacío
Conexión
3500
3000
2500
2000
1000
500

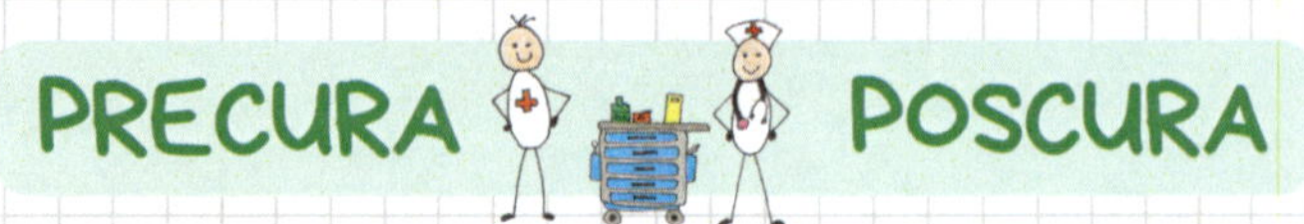

ANTES DE LA CURA

Preparar el material necesario para realizar la cura. Ejemplo:

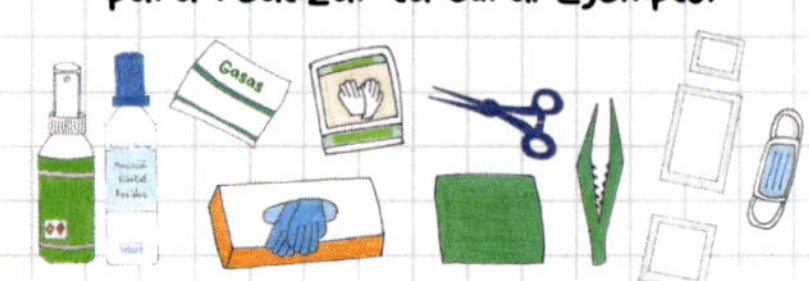

Higiene de manos

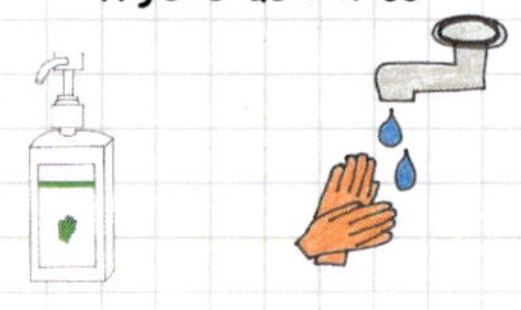

Ponernos guantes y mascarilla

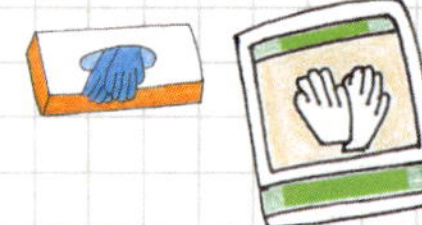

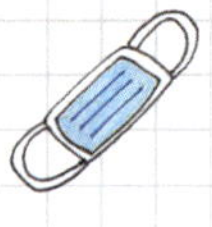

Explicar al paciente el procedimiento y pedirle su colaboración

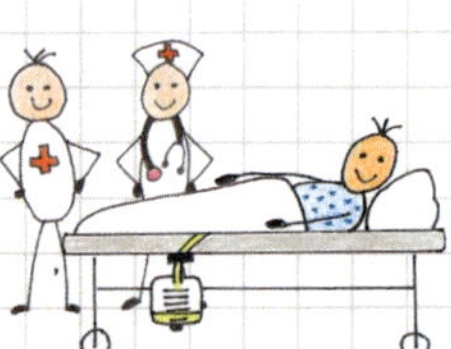

Preparar el campo con el material necesario para la cura

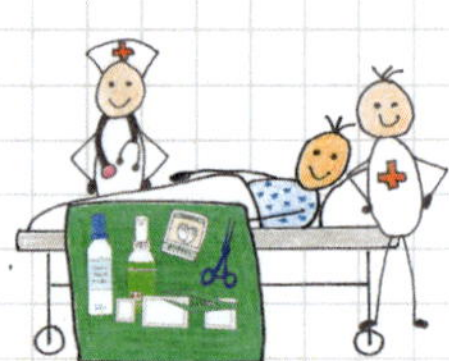

DESPUÉS DE LA CURA

Dejar al paciente acomodado

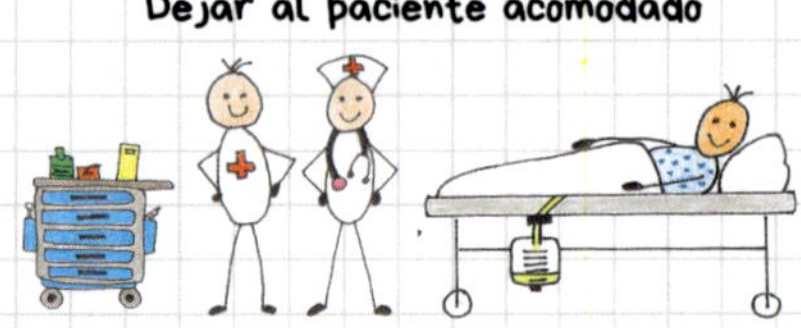

material 1 solo uso

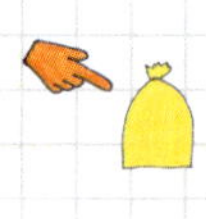

material punzante

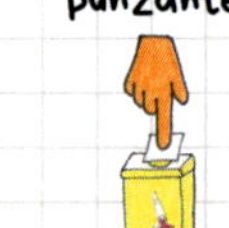

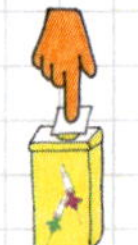

residuos biológicos

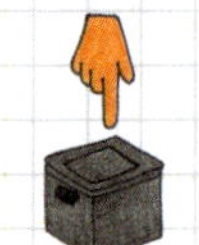

Desechar los guantes

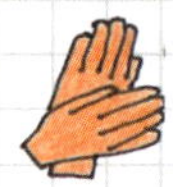

Higiene de manos

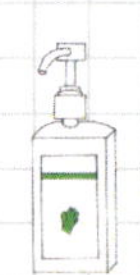

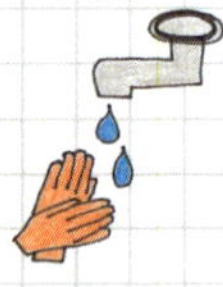

Dejar constancia de la cura

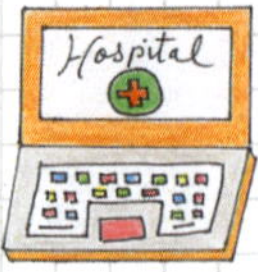

Higiene del paciente encamado

Alerta con: sondas, vías, heridas, vendajes y apósitos

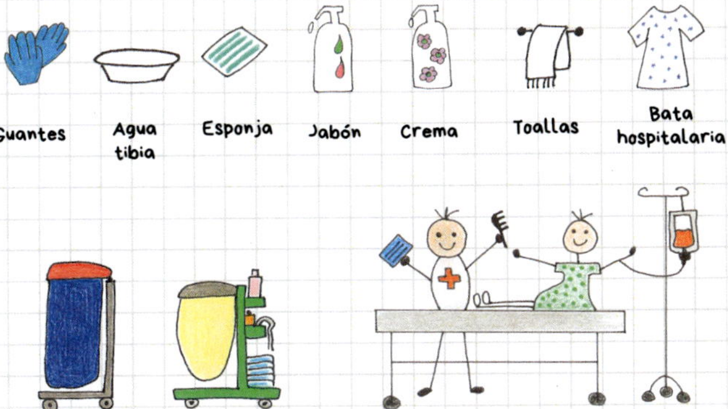

Explicar el procedimiento al paciente

Realizar la higiene y preservar en todo momento la intimidad del paciente

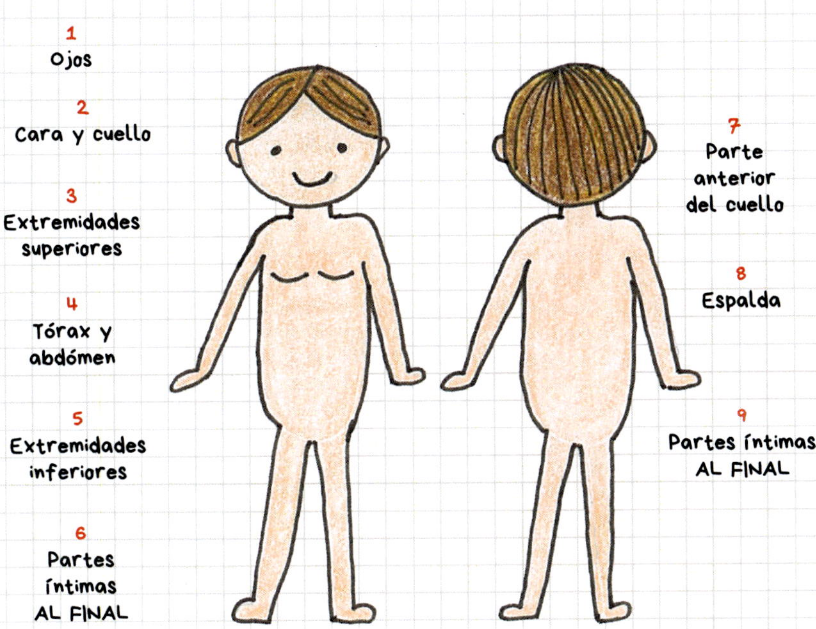

IMPORTANTE: Secar bien al paciente sin dejar zonas húmedas

LESIONES O ÚLCERAS POR PRESIÓN (LPP/UPP)

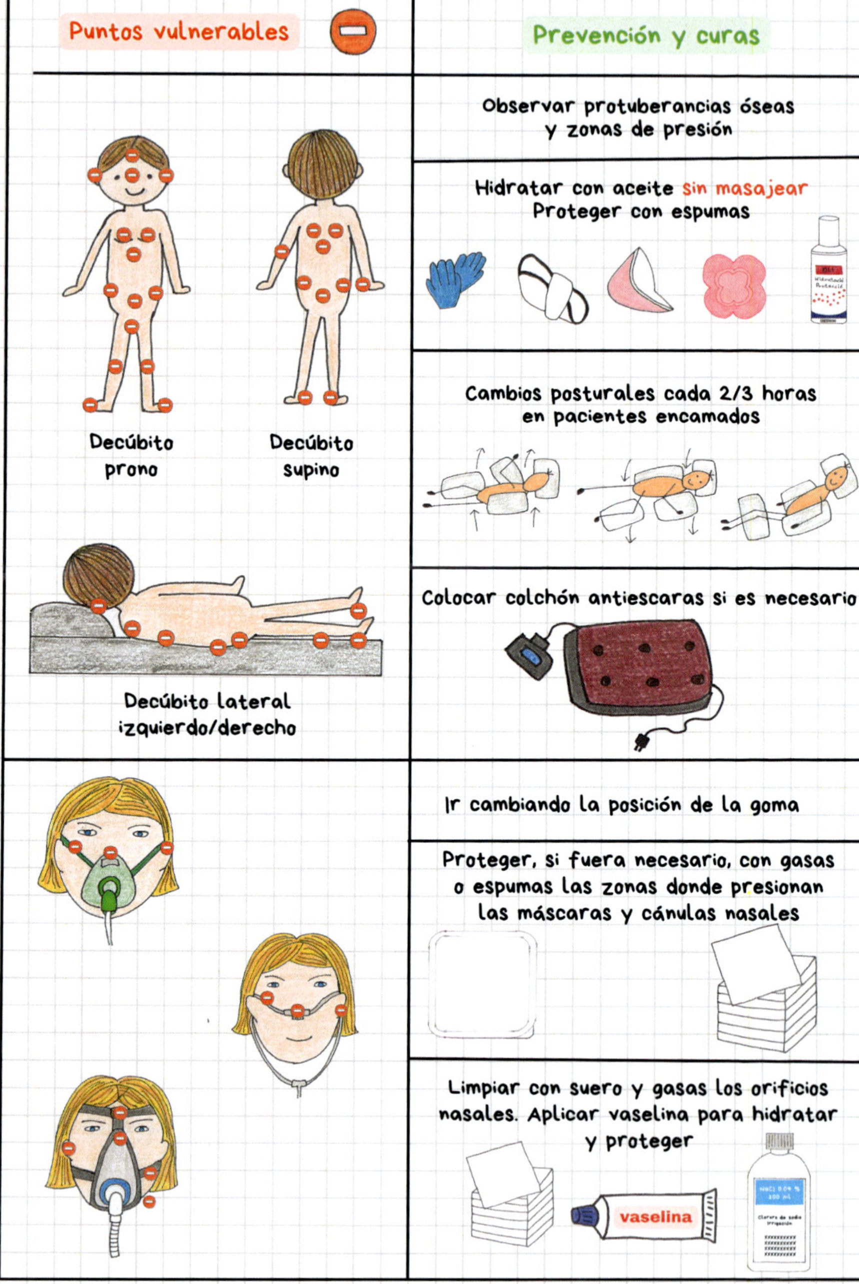

INDICADORES DE:

LESIONES O ÚLCERAS POR PRESIÓN (LPP/UPP)

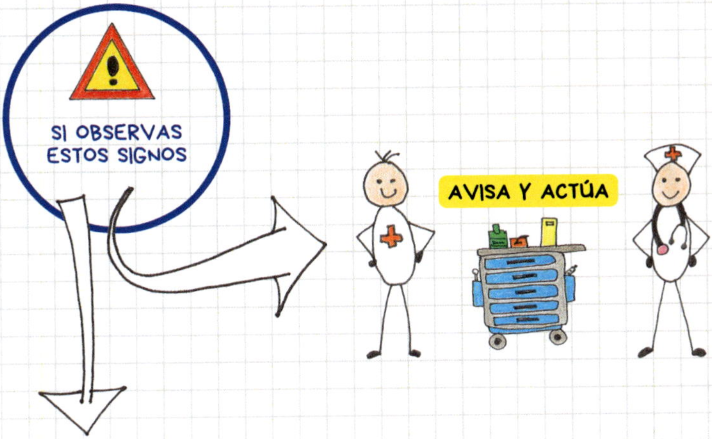

SI OBSERVAS ESTOS SIGNOS
AVISA Y ACTÚA

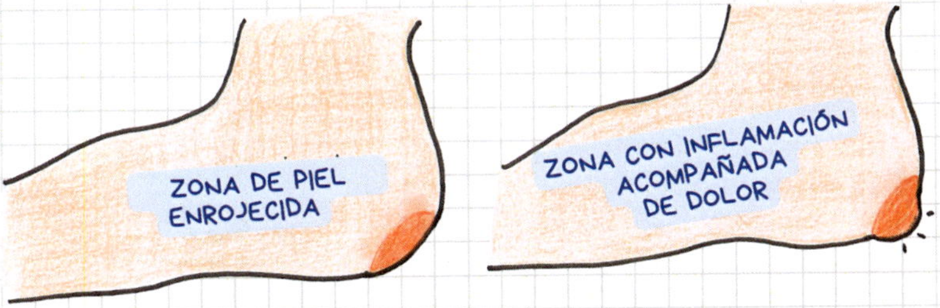
ZONA DE PIEL ENROJECIDA
ZONA CON INFLAMACIÓN ACOMPAÑADA DE DOLOR

Un buen cuidado y seguimiento significa EVITAR que estos primeros síntomas se conviertan en una UPP

ALERTA !!!

ZONA INFLAMADA CON SECRECIONES, PUS Y OTROS
ZONA DE LA PIEL AGRIETADA - nafras

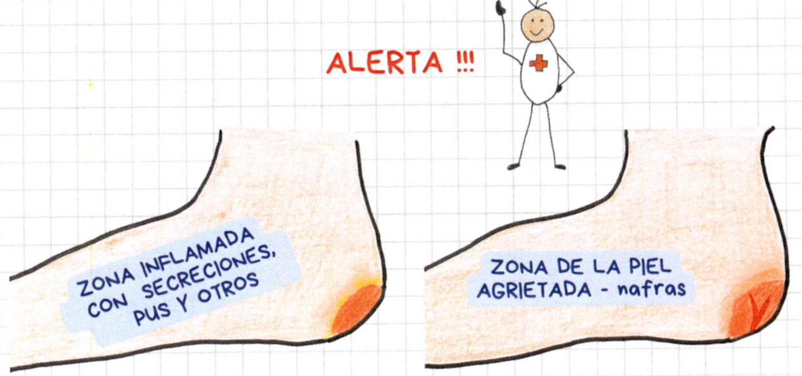

CURAS

DE LESIONES O ÚLCERAS POR PRESIÓN (LPP/UPP)

ESTADIO	AFECTACIÓN	APÓSITO	?	MATERIAL
1 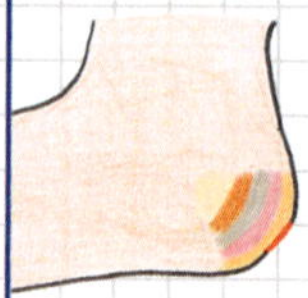	zona de la piel enrojecida o inflamada	Sucio Arrugado Desplazado	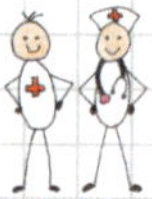 AVISA ACTÚA	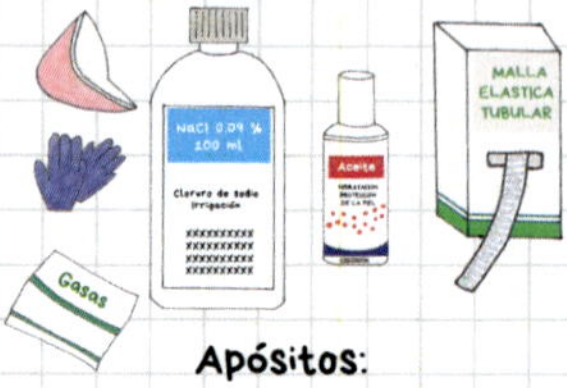 Gasas, NaCl 0.09 % 100 ml, Aceite, MALLA ELASTICA TUBULAR. Apósitos: hidrocoloides - poliuretanos
2 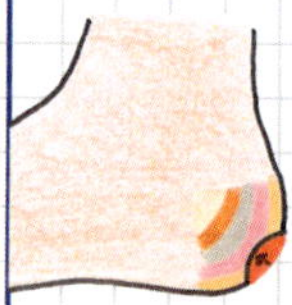	Pérdida parcial del grosor de la piel y ampolla	Sucio Arrugado Desplazado	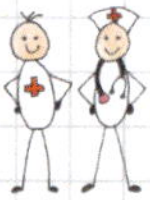 AVISA ACTÚA	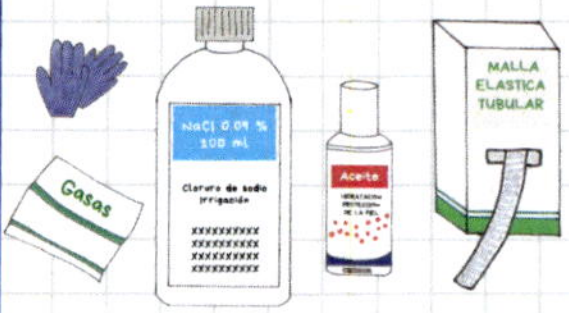 Gasas, NaCl 0.09 % 100 ml, Aceite, MALLA ELASTICA TUBULAR. Apósitos: hidrocoloides - poliuretanos
3 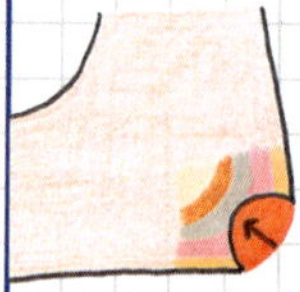	Pérdida total del grosor de la piel	Sucio Arrugado Desplazado	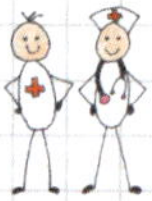 AVISA ACTÚA	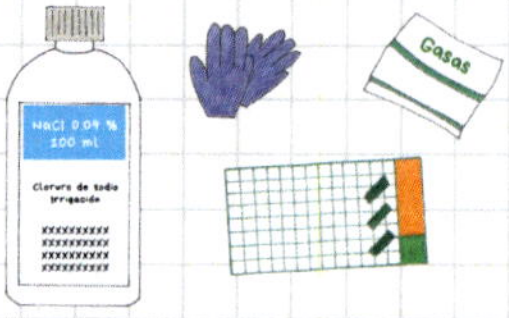 NaCl 0.09 % 100 ml, Gasas. Apósitos: hidrocoloides - poliuretanos alginatos - carbón
4 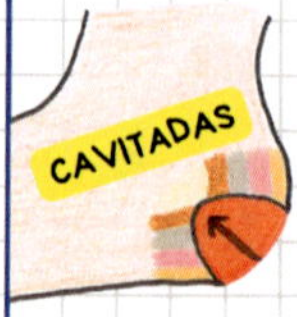 CAVITADAS	Pérdida total del tejido EXPUESTO: Músculos Tendones Huesos	Sucio Arrugado Desplazado	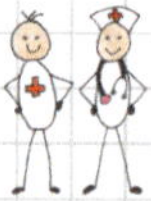 AVISA ACTÚA	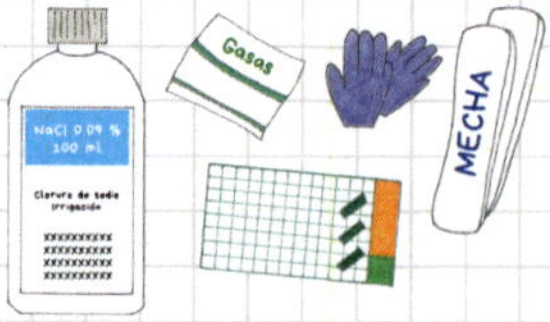 NaCl 0.09 % 100 ml, Gasas, MECHA. Apósitos: hidrocoloides - poliuretanos alginatos - carbón - mecha

Cambios posturales para todos los estadios

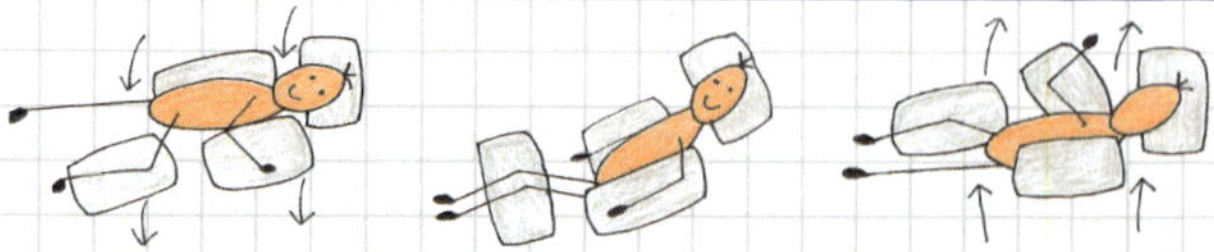

ENEMAS solución líquida/acuosa

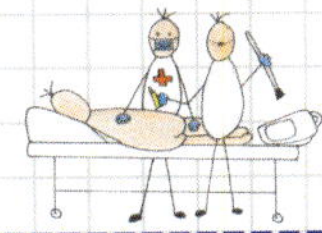

Siempre administrar en decúbito lateral izquierdo aproximadamente 2 h después de la última comida

Solución rectal y vaginal por irrigación (bolsa de irrigación)	LACTULOSA 200 ml + Agua tibia 800 ml total = 1 litro	Gel lubricante tetracaína
Solución rectal por inyección		Gel lubricante tetracaína
Solución vaginal por inyección		
Solución rectal por inyección (BOMBA)	+ LACTULOSA 200 ml + microenema 2 u. 2 u.	Gel lubricante tetracaína
Microenema Solución rectal por inyección	microenema	

Al terminar, tanto si el enema ha sido efectivo como si no, debemos limpiar al paciente con una esponja jabonosa y secarlo bien

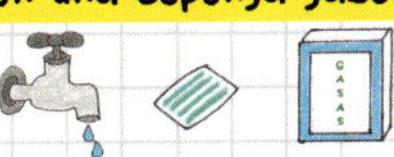

ENEMA de limpieza por irrigación

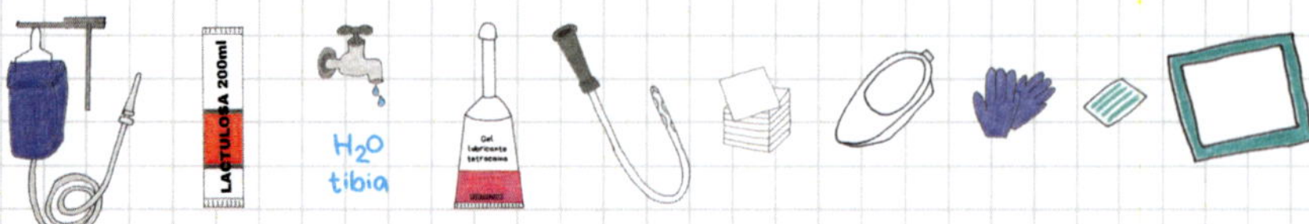

Antes de empezar, explicar el procedimiento al paciente

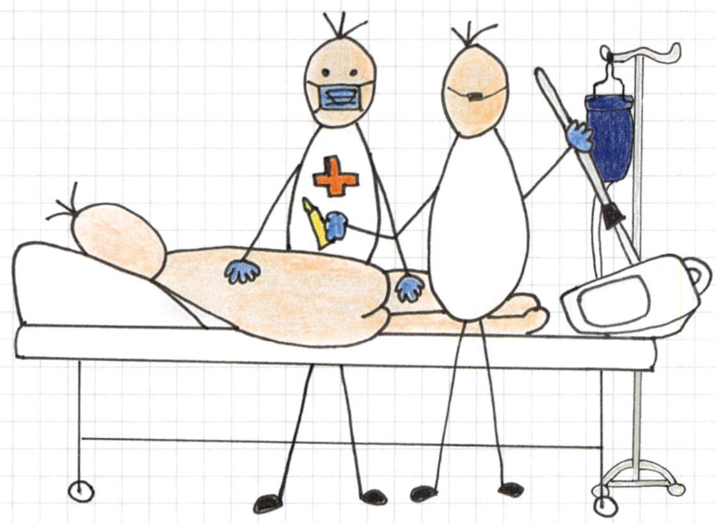

1. Preparar la solución prescrita y ponerla en la bolsa de irrigación

2. Poner al paciente en decúbito lateral izquierdo

3. Conectar la sonda a la cánula de irrigación y lubricarla

4. Antes de ponerle la sonda pedir al paciente que coja aire y lo suelte poco a poco

5. Introducir el líquido despacio

6. Comentar si ha sido efectivo o no

Al acabar, tanto si la sonda ha sido efectiva como si no, debemos limpiar al paciente con una esponja jabonosa y secarlo bien

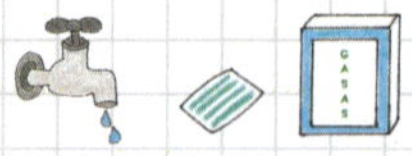

SONDA VESICAL

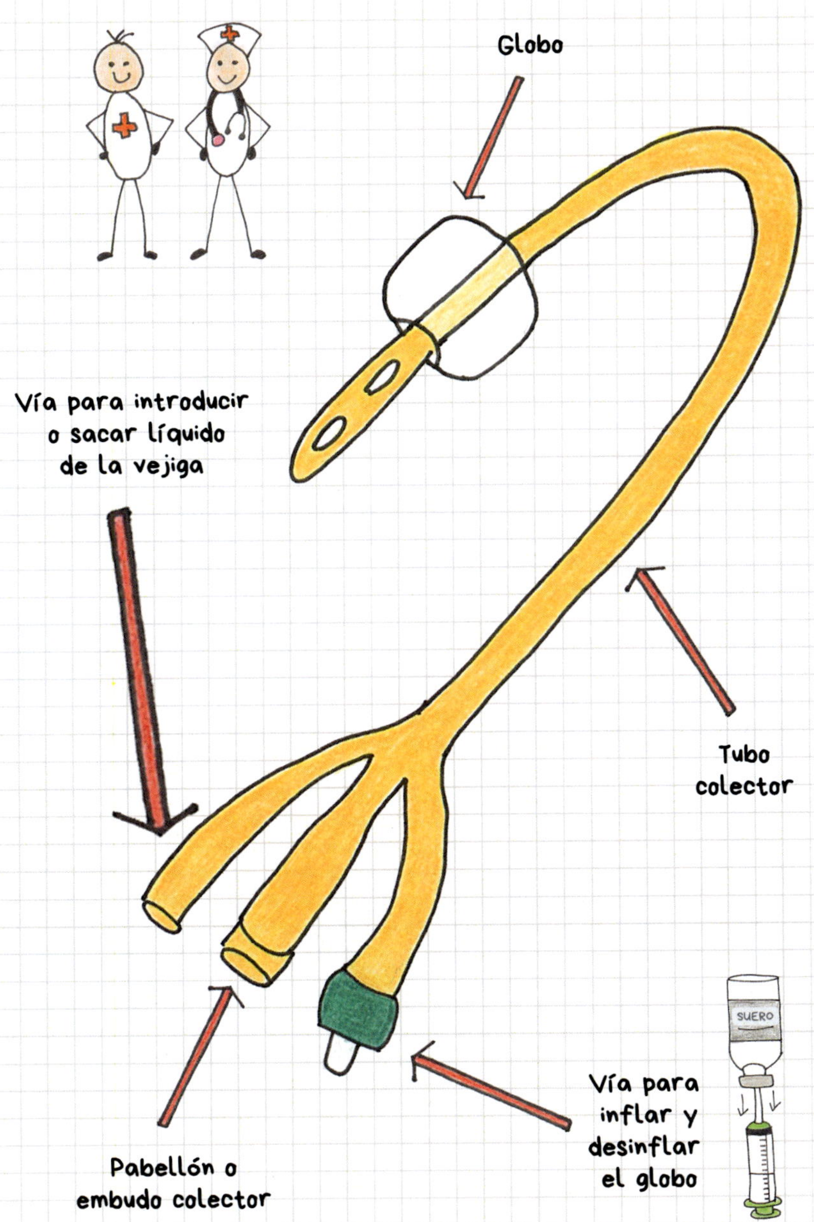

CUIDADOS DE LA SONDA VESICAL

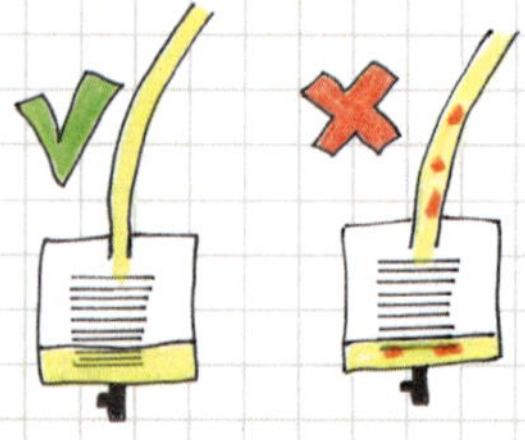

Comprobar a menudo la permeabilidad de la sonda

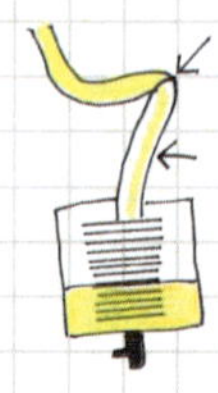

Comprobar que no hay pinzamientos en el tubo colector para evitar obstrucciones

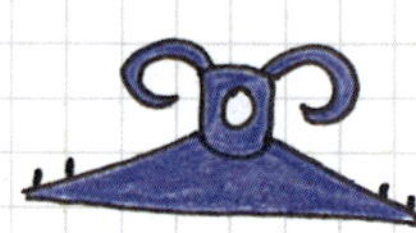

Soporte para fijar la bolsa y evitar traumatismos accidentales

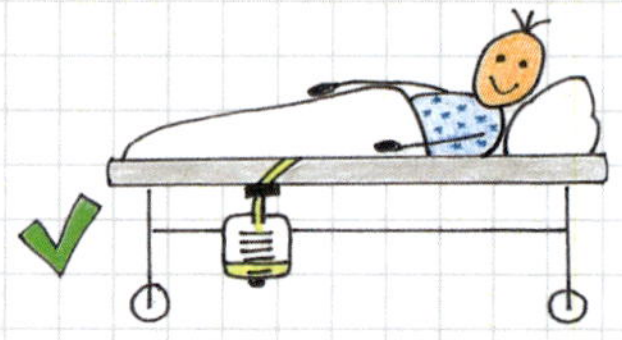

Bolsa colectora por debajo del nivel de la vejiga

Ningún elemento de la bolsa puede tocar NUNCA el suelo

Evitar que quede por debajo del cuerpo del paciente para prevenir una úlcera por presión (UPP)

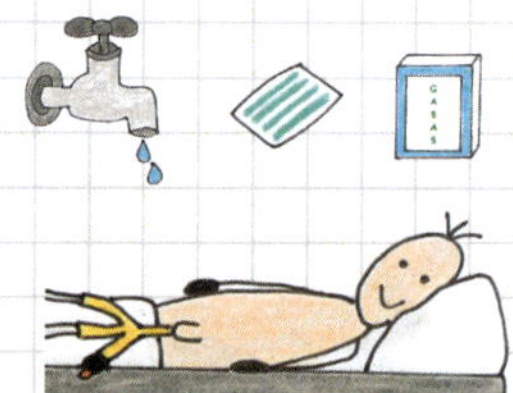

Limpiar la zona genital y perianal con H_2O + esponja jabonosa y secar (en hombres, bajar el prepucio)

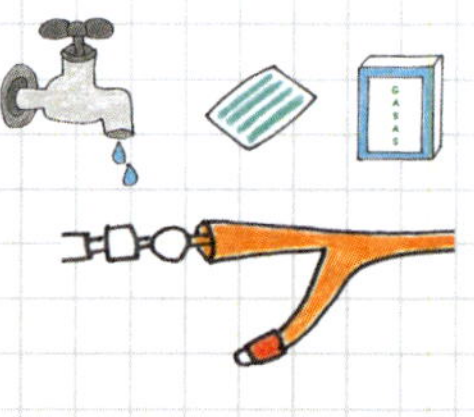

Lavar restos urinarios de la sonda con H_2O + esponja jabonosa y secar

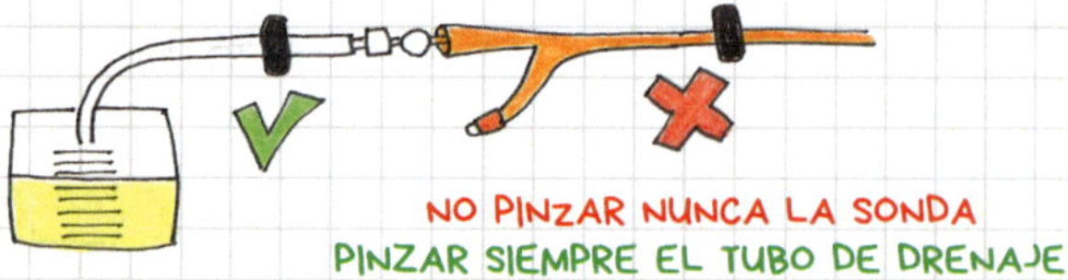

NO PINZAR NUNCA LA SONDA

PINZAR SIEMPRE EL TUBO DE DRENAJE

MATERIAL PARA SONDAJE VESICAL

EQUIPO ESTÉRIL PARA SONDAJE VESICAL

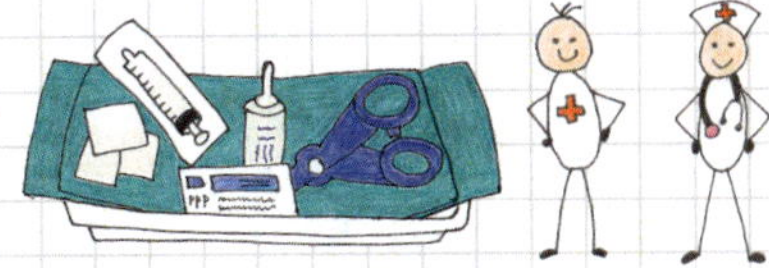

Material completo, incluido el equipo estéril

Bandeja

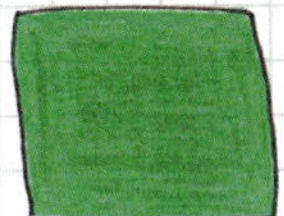

Campo estéril

Guantes estériles

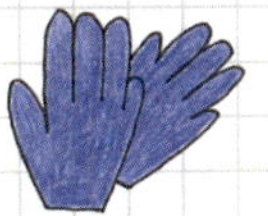

Guantes

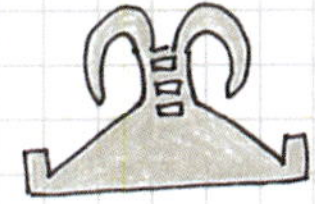

Soporte de la bolsa para la cama

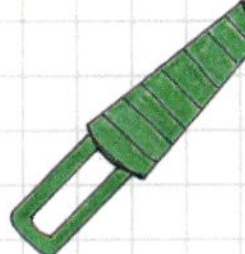

Tapón estéril

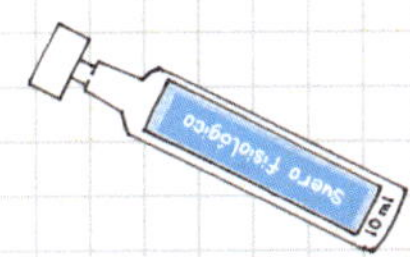

Ampolla de 10 ml de suero fisiológico

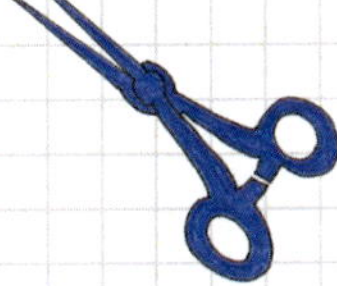

Pinzas Kocher

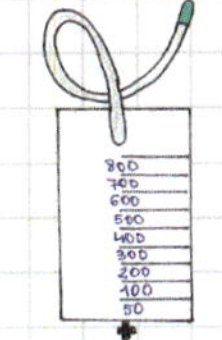

Bolsa recolectora estéril

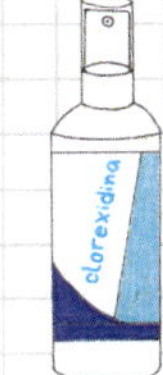

Solución antiséptica

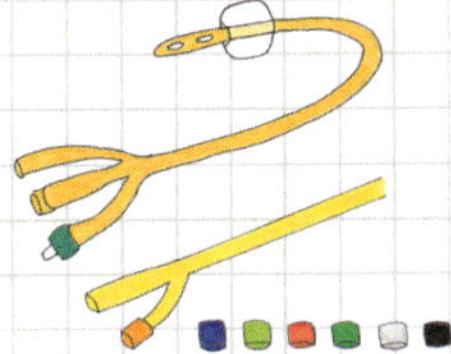

Sondas vesicales de varios calibres

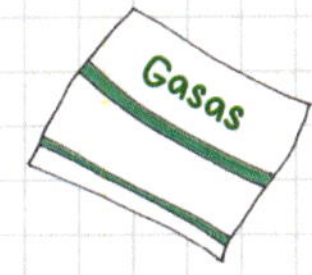

Gasas estériles

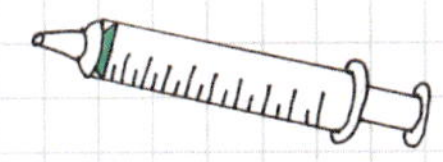

Jeringa de 10 ml

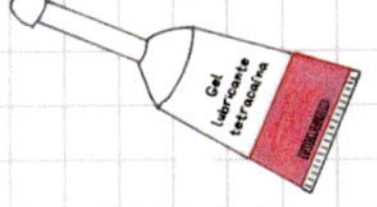

Lubricante hidrosoluble

INDICADORES DE INFECCIÓN - SONDAJE VESICAL

VALORAR INDICADORES DE INFECCIÓN

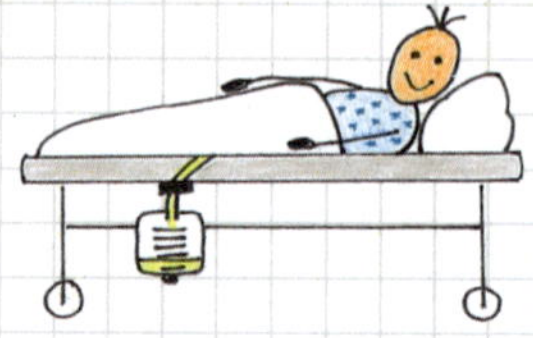

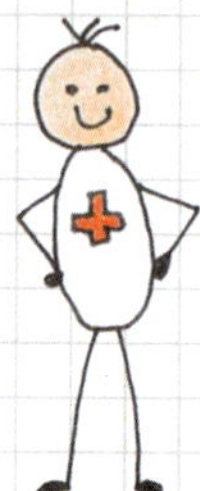

Aumento de la temperatura
Escalofríos
Dolor
Orina con sedimento
Orina con mal olor
Hematuria
Secreciones por perisonda

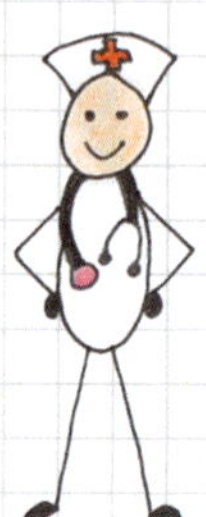

SIEMPRE QUE MANIPULAMOS AL PACIENTE PARA CUALQUIER PROCEDIMIENTO, DEBEMOS ATENDER A LOS SIGUIENTES SIGNOS/SÍNTOMAS:

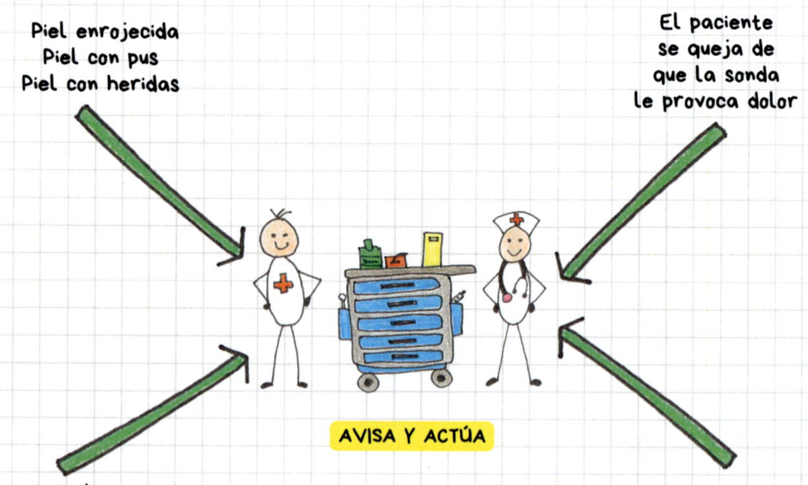

RETIRAR LA SONDA VESICAL

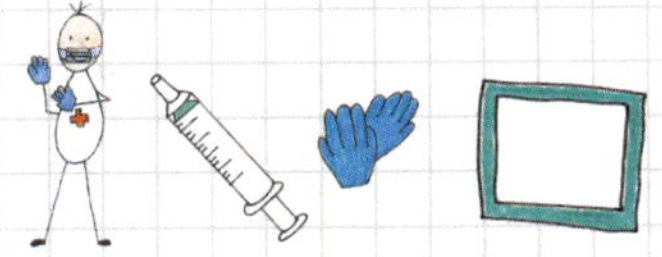

Explicar el procedimento al paciente

1

Pinzar el tubo recolector

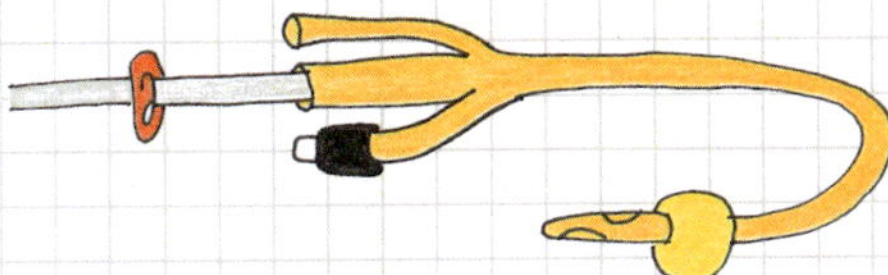

2

Con una jeringa, extraer despacio el agua del globo

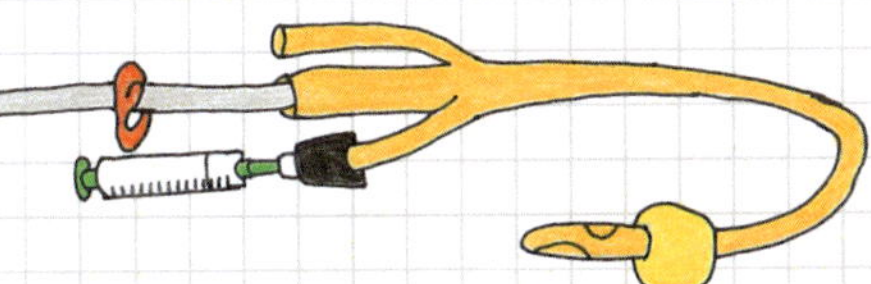

3

Con el globo desinflado, extraer la sonda con cuidado

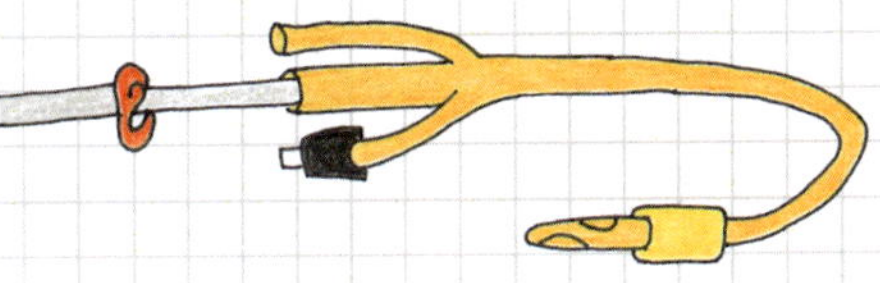

4

Limpiar y secar la zona genital del paciente

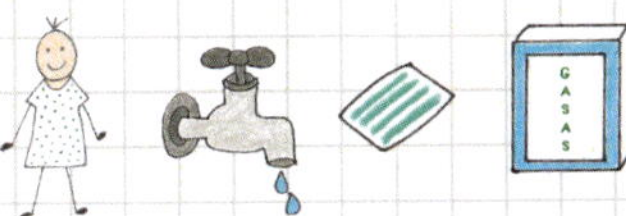

5

Durante las horas siguientes haremos el control de micción del paciente y dejaremos constancia de los resultados

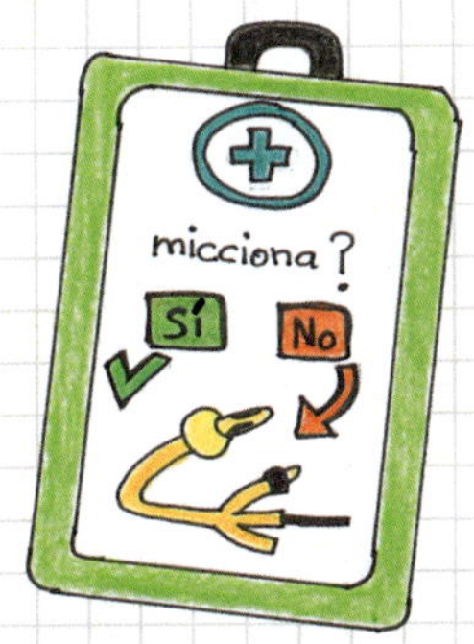

HIGIENE VESICAL INTERMITENTE

CONSISTE en introducir una solución de suero fisiológico en la vejiga a través de la sonda vesical

SIRVE para eliminar obstrucciones que dificulten el flujo correcto de la orina, por ejemplo, por coágulos de sangre

EL OBJETIVO es restablecer la permeabilidad de la sonda

En caso de obstrucción, consultar el protocolo y, SI FUERA NECESARIO, cambiar la sonda

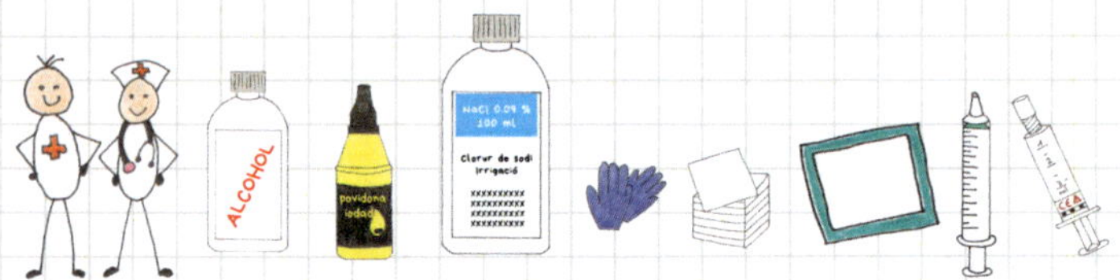

Explicar el procedimiento al paciente

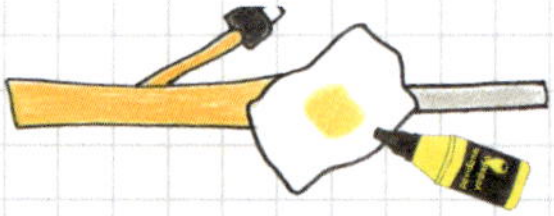

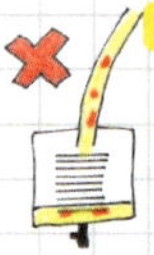

Obstrucción

Desinfectar el punto de conexión sonda - tubo recolector

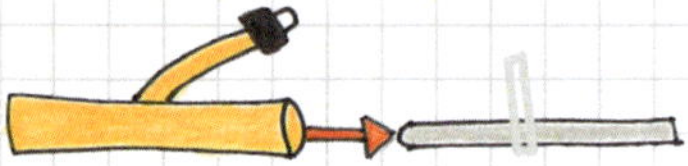

Pinzar el tubo recolector y desconectarlo de la sonda

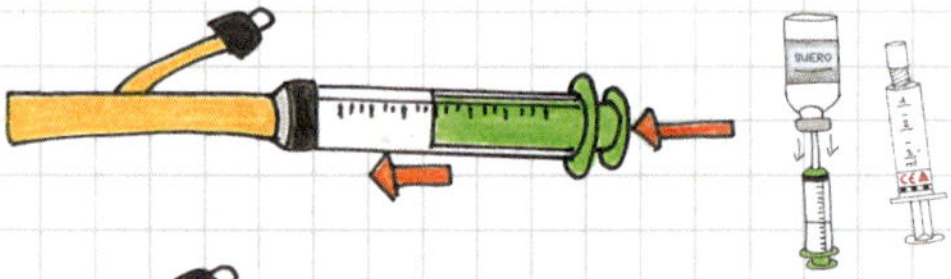

Conectar la jeringa de suero a la sonda e introducirlo despacio

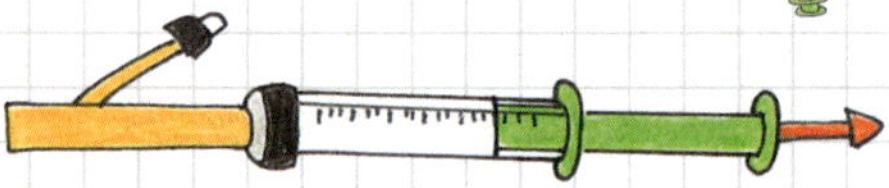

Extraer el líquido de la vejiga con la jeringa Repetir varias veces

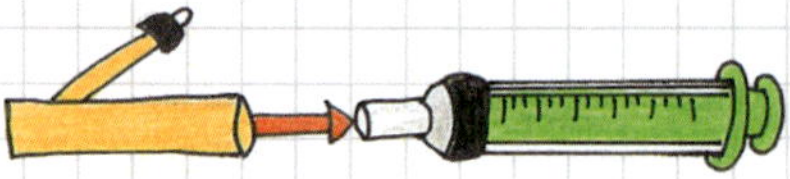

Retirar la jeringa de la sonda

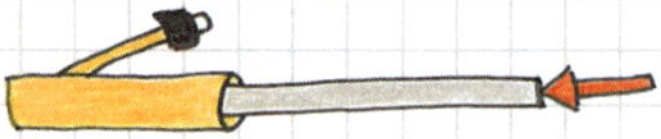

Conectar el tubo recolector a la sonda y despinzarlo

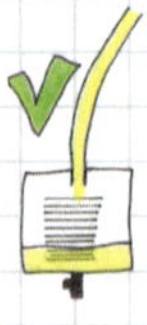

LAVADO VESICAL CONTINUO

CONTROL DIURESIS (CD)

CONSISTE en introducir una solución de suero fisiológico en la vejiga a través de la sonda vesical

Envolver el pene del paciente con gasas (corbata) para absorber los restos de sangre
Revisar, limpiar y cambiar cuando estén sucias

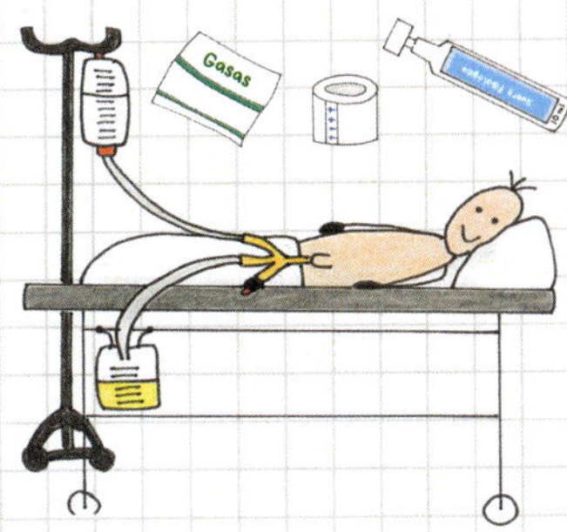

EL OBJETIVO es expulsar los coágulos o restos quirúrgicos
Mantener la permeabilidad de la sonda

¿PACIENTES?
Posoperatorios urológicos
Pacientes con hematuria

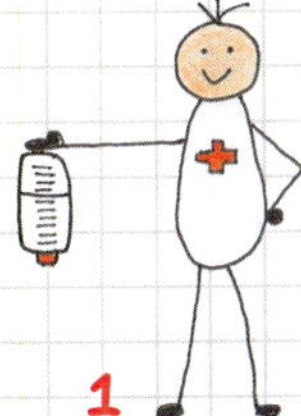

1

Cuando la bolsa de irrigación se vacía, la reemplazamos por otra llena

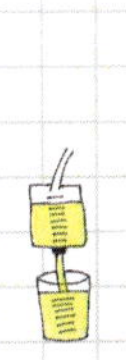

2

Vaciar el contenido de la bolsa recolectora

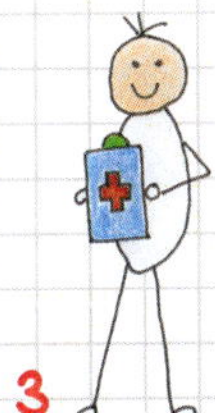

3

Apuntar la cantidad recogida y la de la bolsa de irrigación nueva

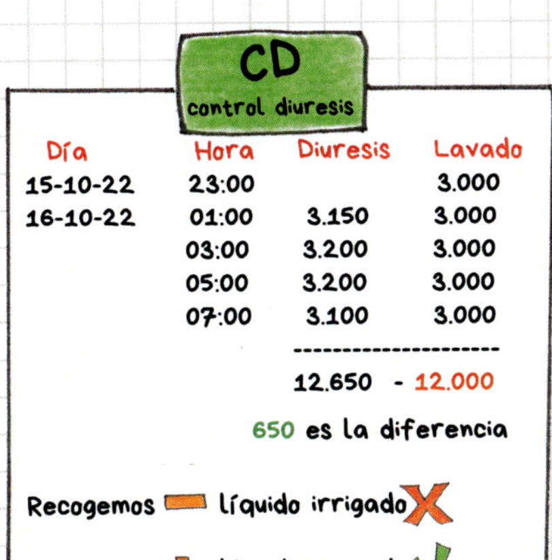

CD
control diuresis

Día	Hora	Diuresis	Lavado
15-10-22	23:00		3.000
16-10-22	01:00	3.150	3.000
	03:00	3.200	3.000
	05:00	3.200	3.000
	07:00	3.100	3.000
		12.650	- 12.000

650 es la diferencia

Recogemos − líquido irrigado ✗

Recogemos + líquido irrigado ✓

SONDA RECTAL

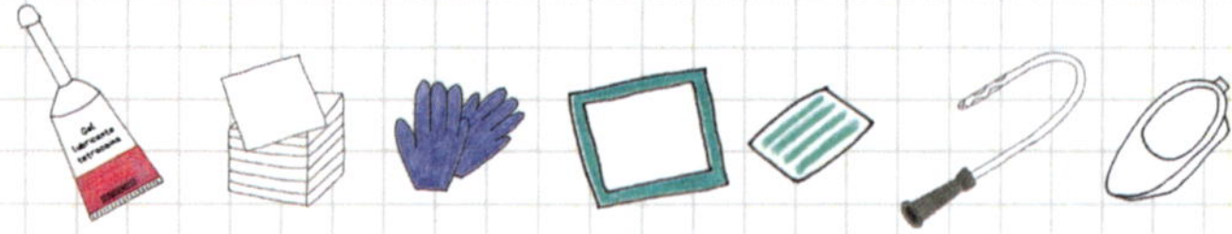

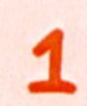

Explicar el procedimiento
al paciente

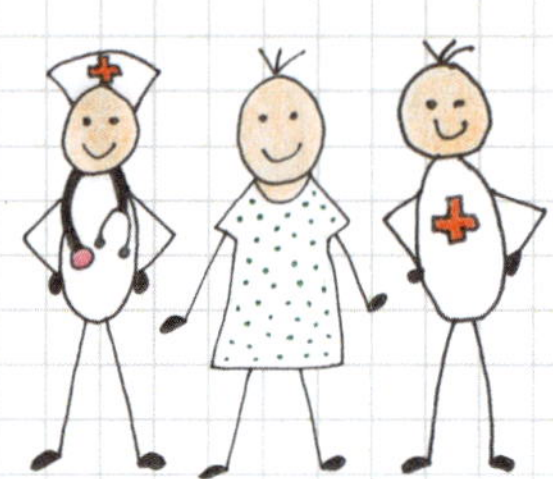

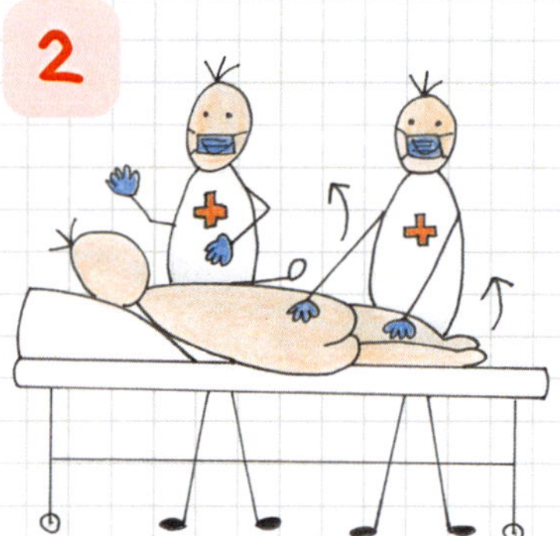

Colocar al paciente en
decúbito lateral izquierdo

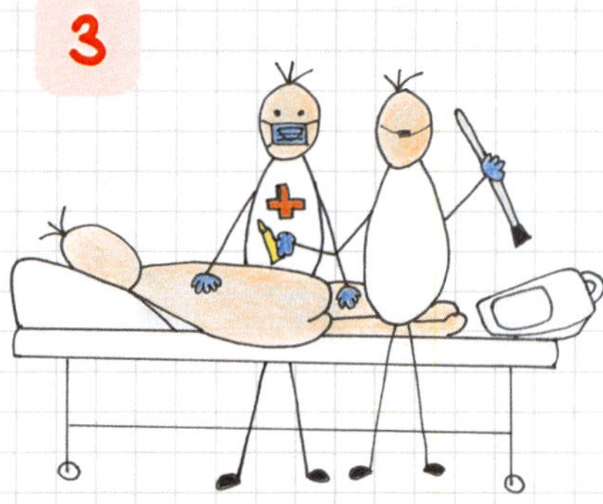

Lubricar la punta de la sonda,
pedir al paciente que inhale aire
y lo exhale poco a poco

Comentar si ha sido efectivo

Al terminar, tanto si la sonda ha sido efectiva como si no, debemos limpiar al paciente con una esponja jabonosa y secarlo bien

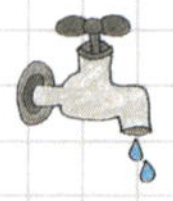

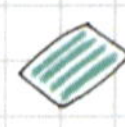

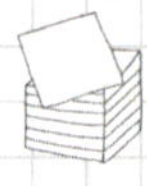

OSTOMÍA

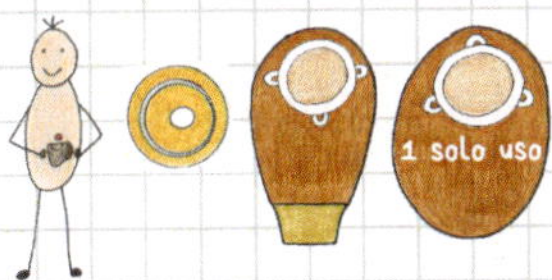

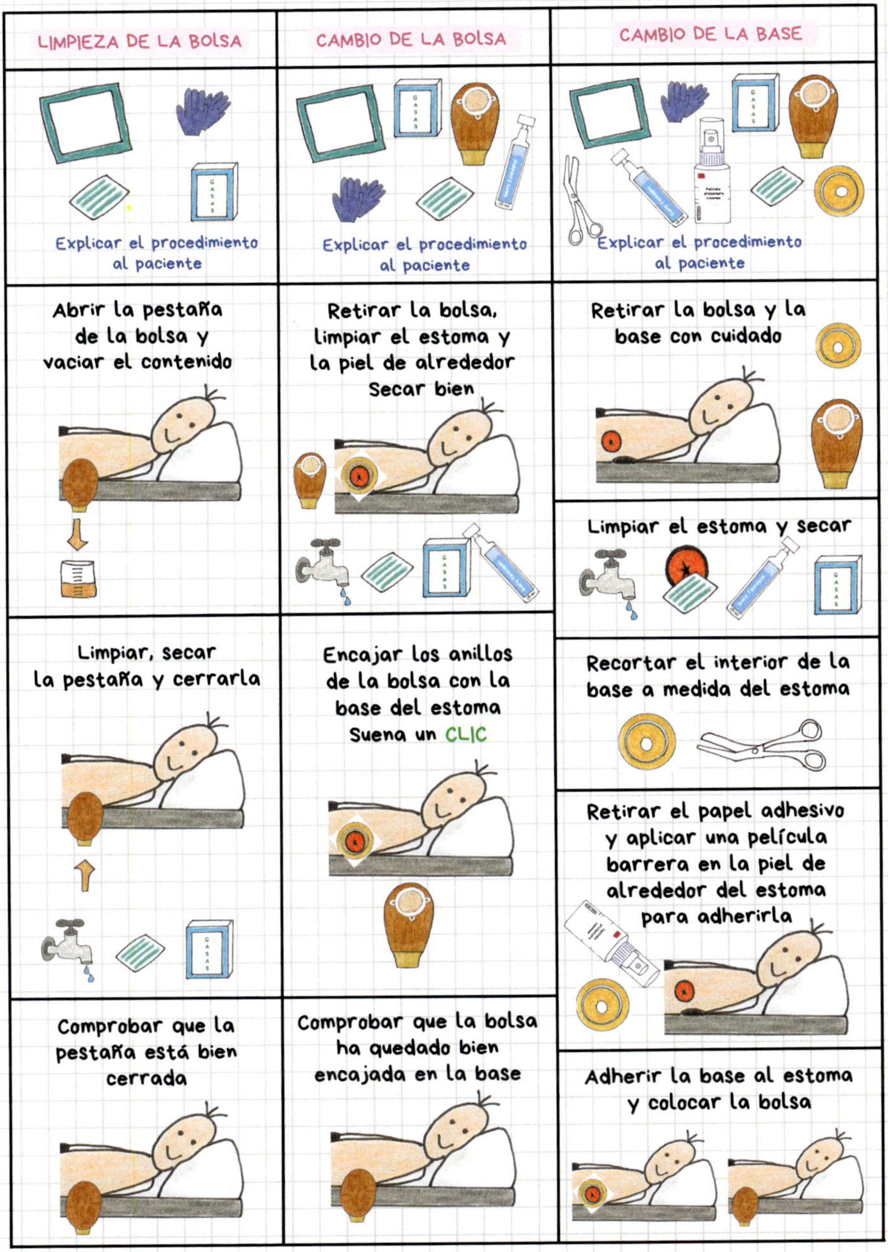

LIMPIEZA DE LA BOLSA

Explicar el procedimiento al paciente

Abrir la pestaña de la bolsa y vaciar el contenido

Limpiar, secar la pestaña y cerrarla

Comprobar que la pestaña está bien cerrada

CAMBIO DE LA BOLSA

Explicar el procedimiento al paciente

Retirar la bolsa, limpiar el estoma y la piel de alrededor
Secar bien

Encajar los anillos de la bolsa con la base del estoma
Suena un CLIC

Comprobar que la bolsa ha quedado bien encajada en la base

CAMBIO DE LA BASE

Explicar el procedimiento al paciente

Retirar la bolsa y la base con cuidado

Limpiar el estoma y secar

Recortar el interior de la base a medida del estoma

Retirar el papel adhesivo y aplicar una película barrera en la piel de alrededor del estoma para adherirla

Adherir la base al estoma y colocar la bolsa

CUIDADOS DE LA OSTOMÍA

Vigilar que la bolsa no se llene demasiado

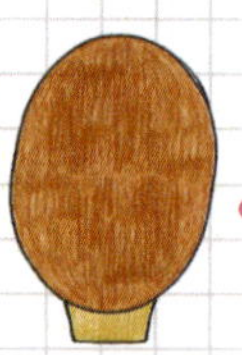

Evitar que se desenganche de la base

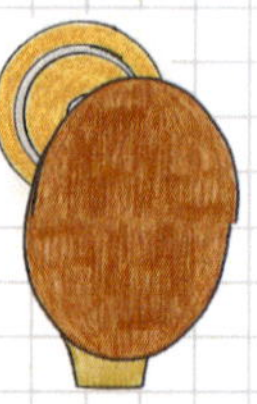

Abrir y vaciar el aire

Cambiar la bolsa de un solo uso

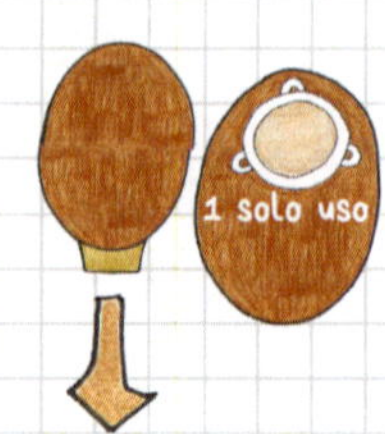

ES MUY IMPORTANTE REALIZAR UNA HIGIENE DIARIA DE LA PIEL QUE RODEA EL ESTOMA PARA PREVENIR POSIBLES INFECCIONES

Indicadores de una posible infección

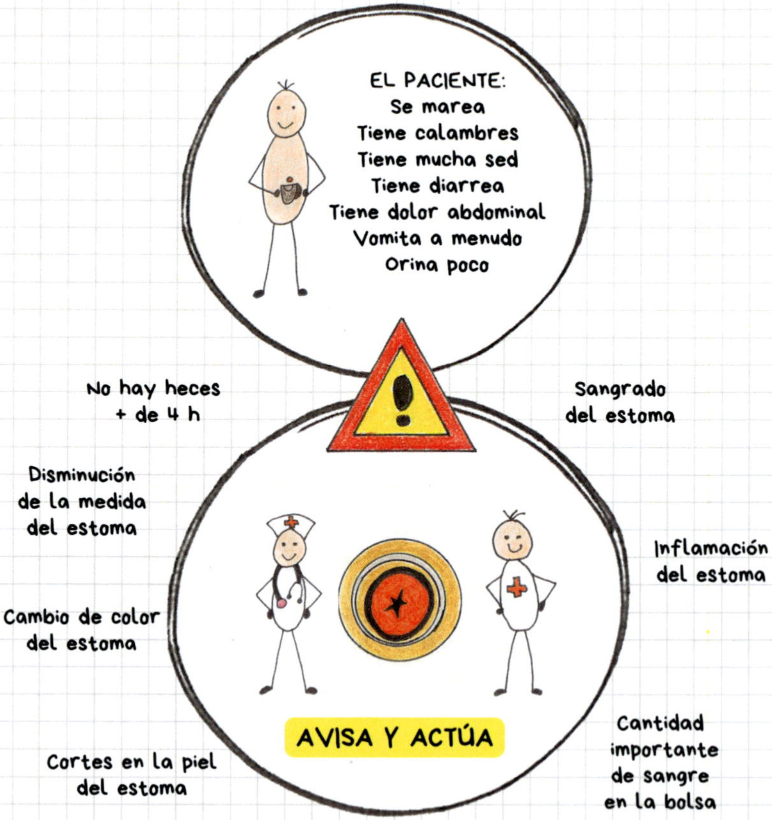

EL PACIENTE:
- Se marea
- Tiene calambres
- Tiene mucha sed
- Tiene diarrea
- Tiene dolor abdominal
- Vomita a menudo
- Orina poco

No hay heces + de 4 h

Sangrado del estoma

Disminución de la medida del estoma

Inflamación del estoma

Cambio de color del estoma

Cantidad importante de sangre en la bolsa

Cortes en la piel del estoma

AVISA Y ACTÚA

Cánula de traqueostomía

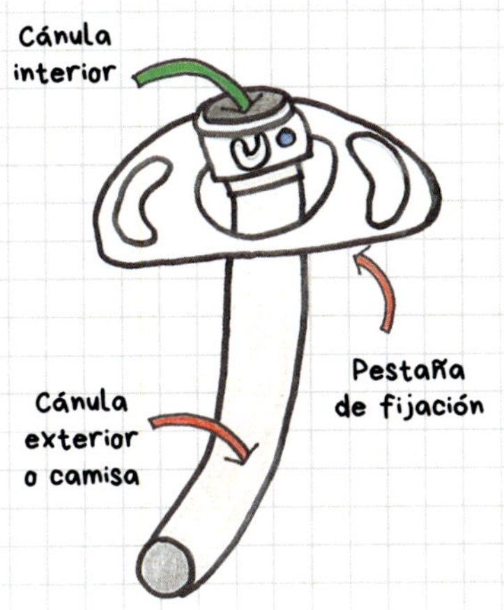

LIMPIEZA DE LA CÁNULA

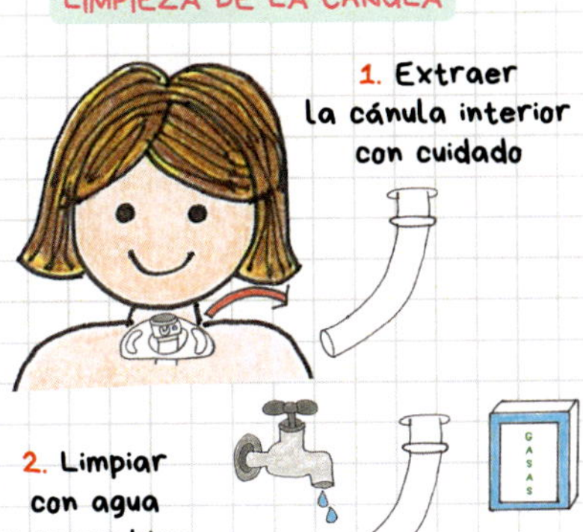

1. Extraer la cánula interior con cuidado
2. Limpiar con agua y secar bien

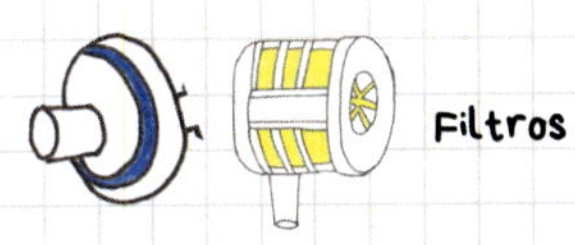

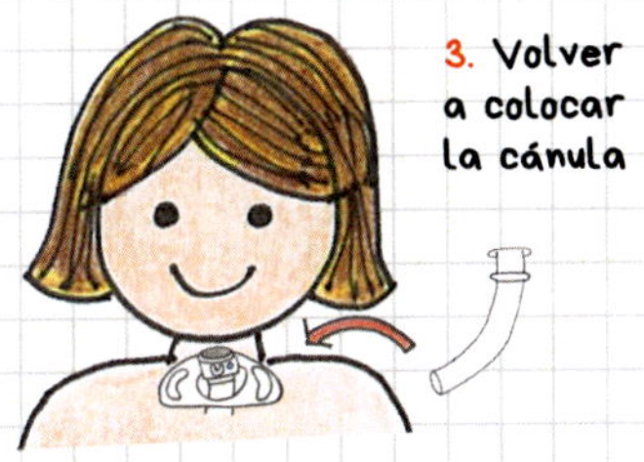

3. Volver a colocar la cánula

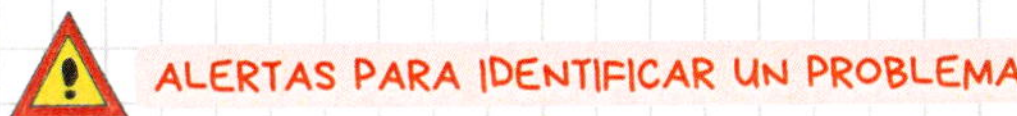

ALERTAS PARA IDENTIFICAR UN PROBLEMA

El paciente tiene una baja saturación de oxígeno
¡¡¡ POSIBLE OBSTRUCCIÓN DE MUCOSIDAD !!!
que impide el paso del aire
SI ES NECESARIO, MONTAR EL ASPIRADOR DE SECRECIONES

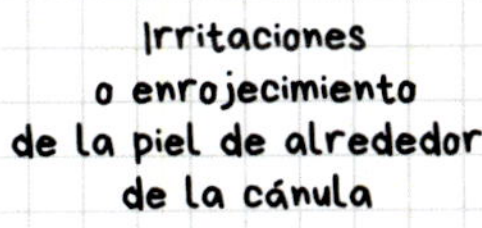

Irritaciones o enrojecimiento de la piel de alrededor de la cánula

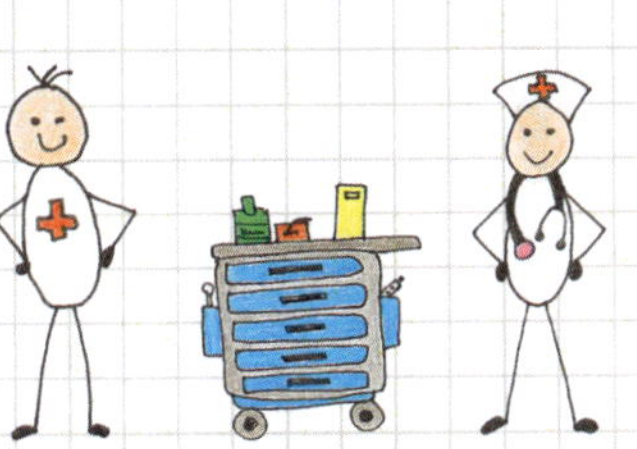

Sale sangre por la cánula

AVISA Y ACTÚA

DRENAJES

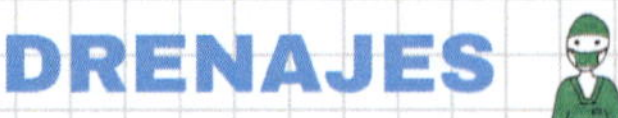

SIRVEN PARA evacuar líquidos, gases o secreciones de una herida

OBJETIVOS: Evitar la formación/acumulación de líquidos, reducir el riesgo de infecciones, ayudar en la cicatrización y controlar el líquido drenado

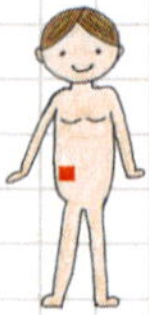

BILIAR

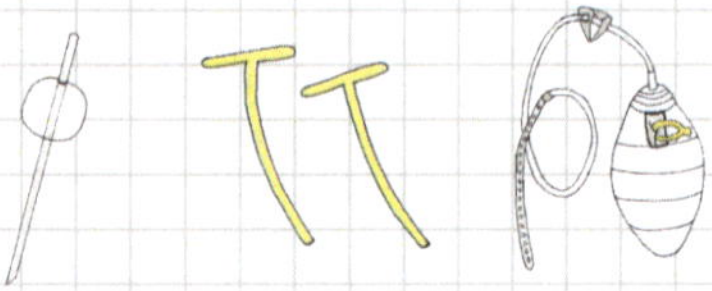

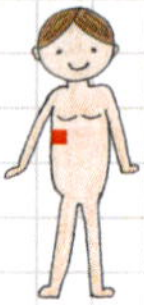

ABDOMINAL-TORÁCICO

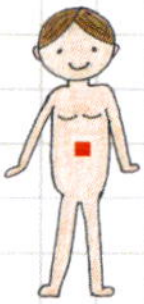

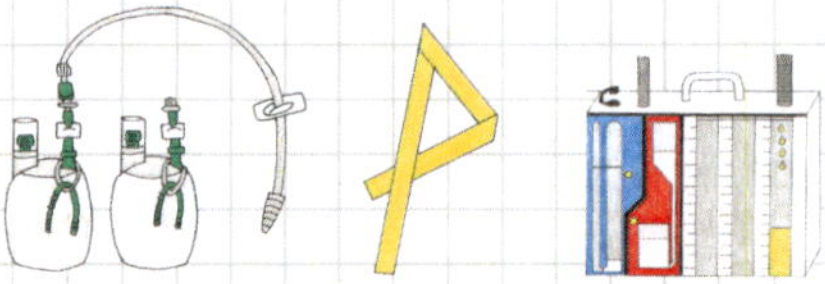

PASIVO - BOLSA PARA LA EXUDACIÓN DE HERIDAS

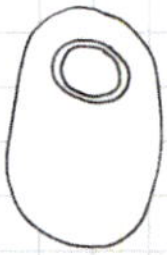

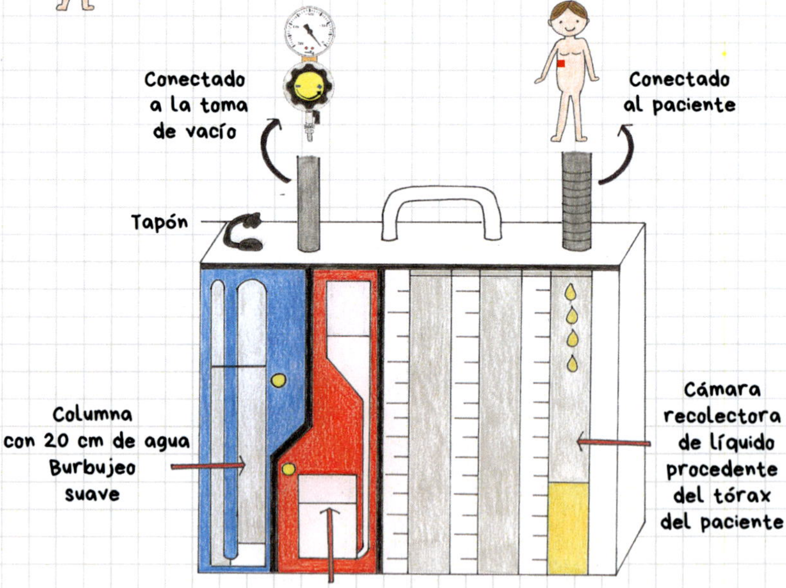

Conectado a la toma de vacío

Conectado al paciente

Tapón

Columna con 20 cm de agua Burbujeo suave

Cámara recolectora de líquido procedente del tórax del paciente

Sello con 2 cm de agua (burbujeo)

SALIDA DE AIRE del tórax, NUNCA DE ENTRADA

ES IMPORTANTE VIGILAR DE VEZ EN CUANDO EL BURBUJEO DE LA COLUMNA Y DEL SELLO

CUIDADOS DE LOS DRENAJES

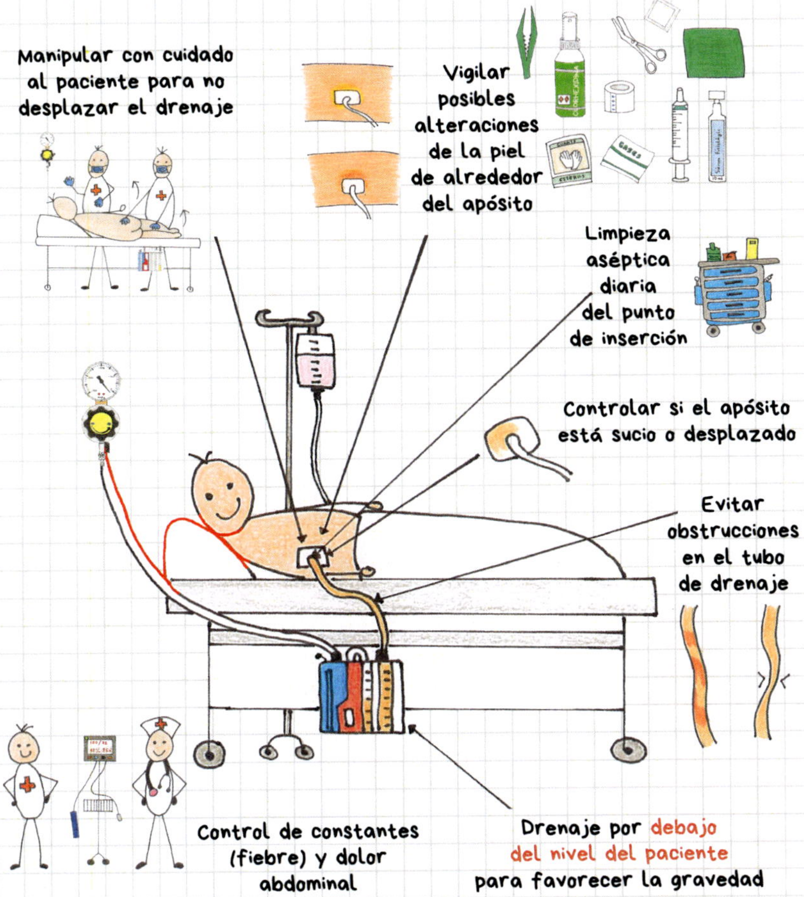

Manipular con cuidado al paciente para no desplazar el drenaje

Vigilar posibles alteraciones de la piel de alrededor del apósito

Limpieza aséptica diaria del punto de inserción

Controlar si el apósito está sucio o desplazado

Evitar obstrucciones en el tubo de drenaje

Control de constantes (fiebre) y dolor abdominal

Drenaje por debajo del nivel del paciente para favorecer la gravedad

Si el aparato se cae y se mezclan los líquidos de las cámaras:
HAY QUE CAMBIAR TODO EL APARATO

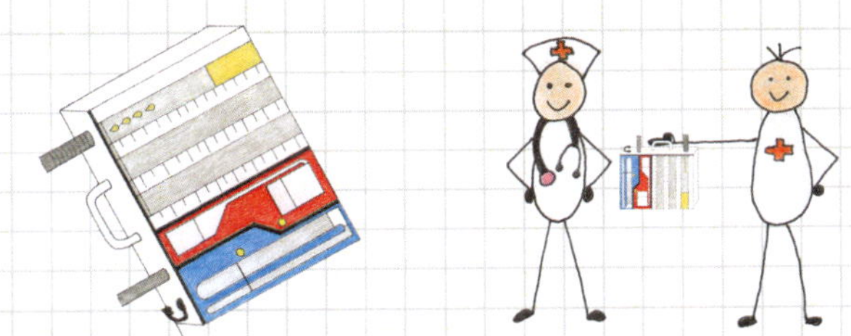

ASPIRADOR DE SECRECIONES

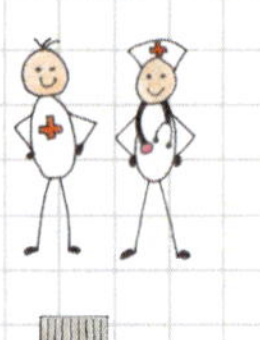

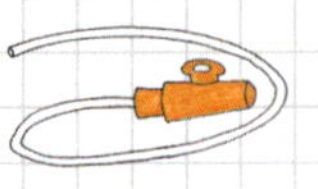

Sonda de aspiración

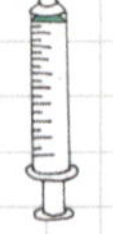

Jeringa

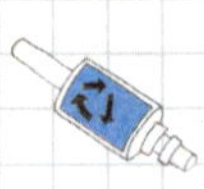

Filtro

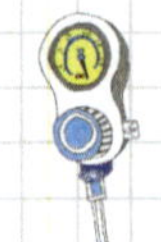

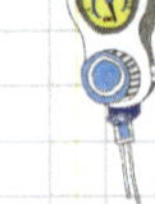

Manómetro

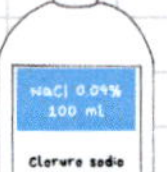

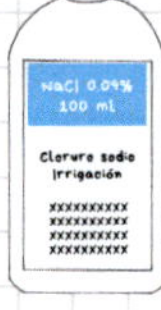

Solución de irrigación

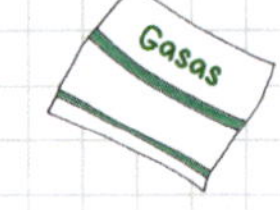

Gasas estériles

Guantes estériles

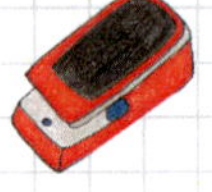

Pulsómetro

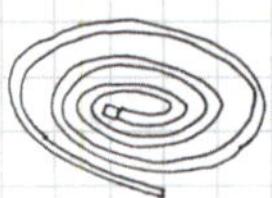

Alargaderas

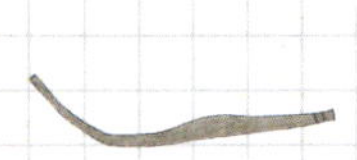

Cánula de aspiración

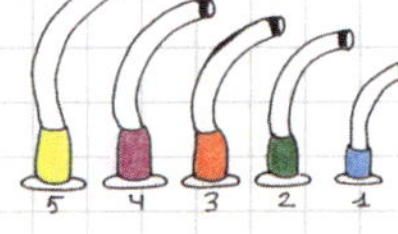

Tubo de Guedel

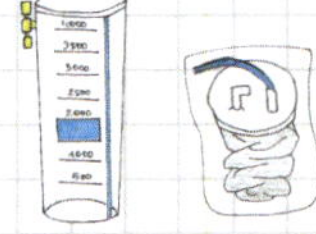

Receptáculo y bolsa

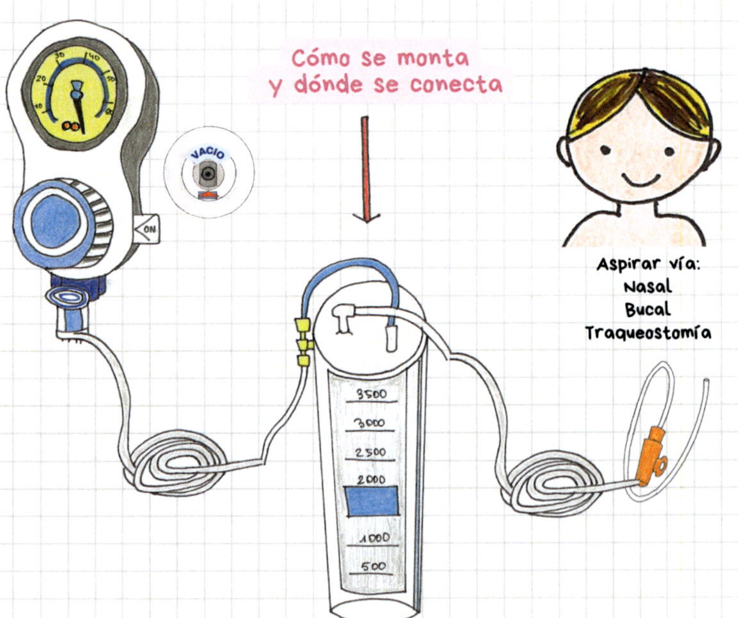

 **NO + DE 10 SEGUNDOS POR ASPIRACIÓN para que el paciente pueda respirar**

TERAPIA DE PRESIÓN NEGATIVA

Se trata de un proceso estéril de presión negativa sobre una herida para poder extraer todo el exudado, que va a parar a un recipiente Cuando el recipiente está lleno nos avisa con una alarma acústica para cambiarlo

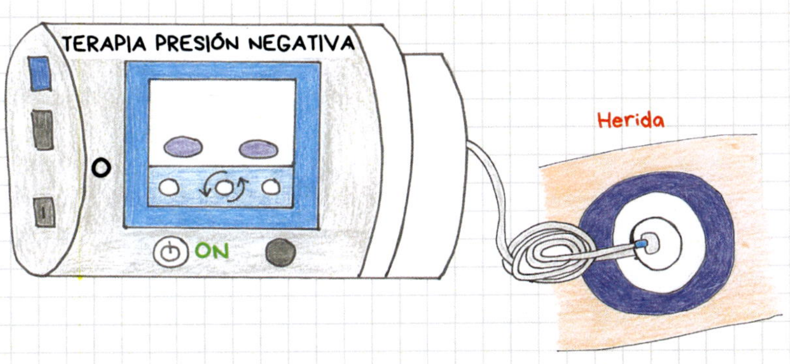

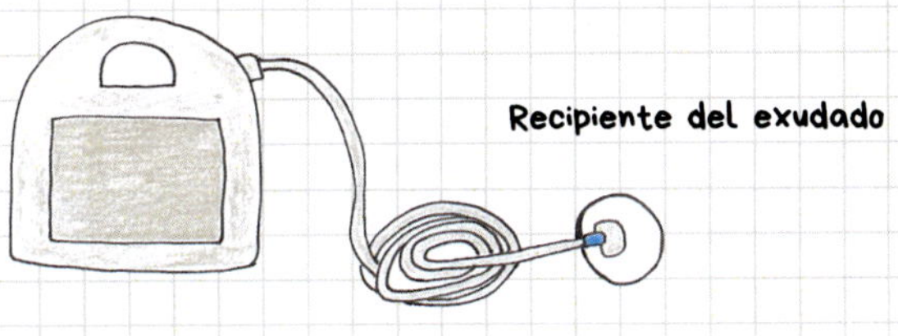

SIGNOS DE ALERTA

EL apósito ha perdido el vacío
Herida con mal olor
Cambio de color de la herida
Enrojecimiento
Granitos
Inflamación
Picores
Urticaria
Dificultad para respirar

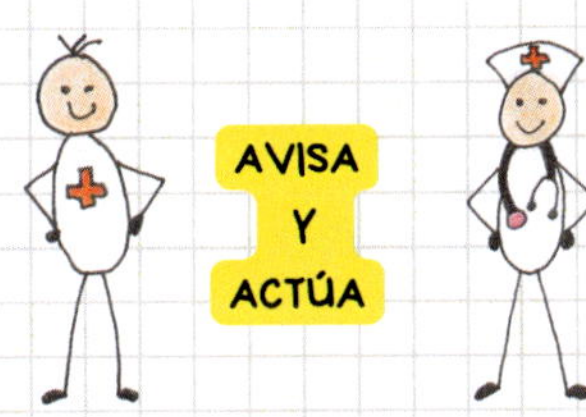

ALGUNAS ALARMAS FRECUENTES

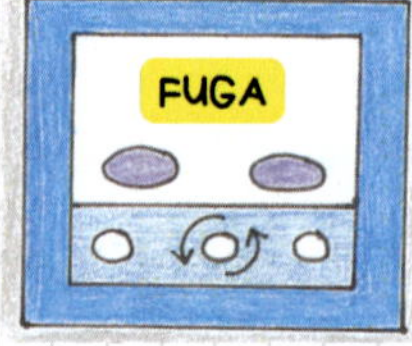

Pulsar SEAL CHECK para identificar la fuga
y eliminarla
Si no se elimina, la terapia se detendrá

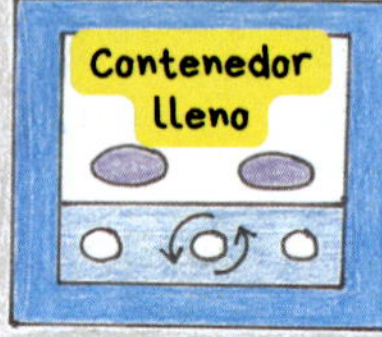

Cambiar el contenedor

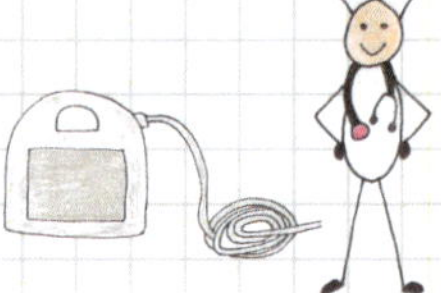

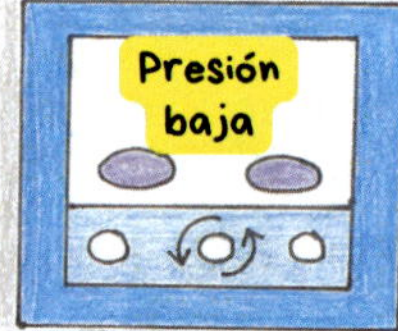

La terapia no tiene la presión adecuada
Comprobar que no hay obstrucciones o pinzamientos
Comprobar que las pinzas de los tubos
están abiertas

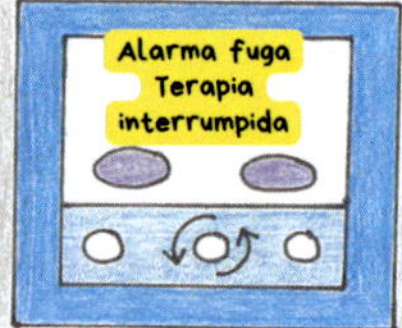

Una alarma no se ha solucionado correctamente
y la terapia se ha detenido
Hay que buscar la fuga para reiniciar
la terapia

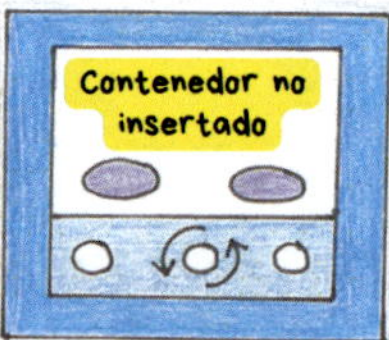

El contenedor no está bien colocado
y la terapia se ha detenido
Hay que extraerlo y volver a colocarlo

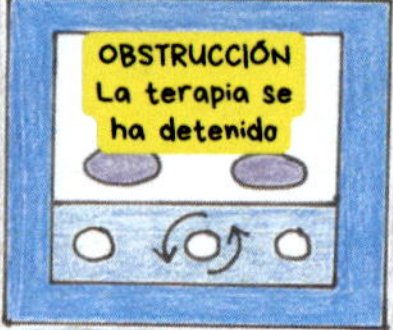

Hay una obstrucción en el tubo y, aunque la terapia
no se ha detenido, es posible que NO mantenga
la presión adecuada.
Hay que buscar la obstrucción y eliminarla

SISTEMAS DE ALIMENTACIÓN

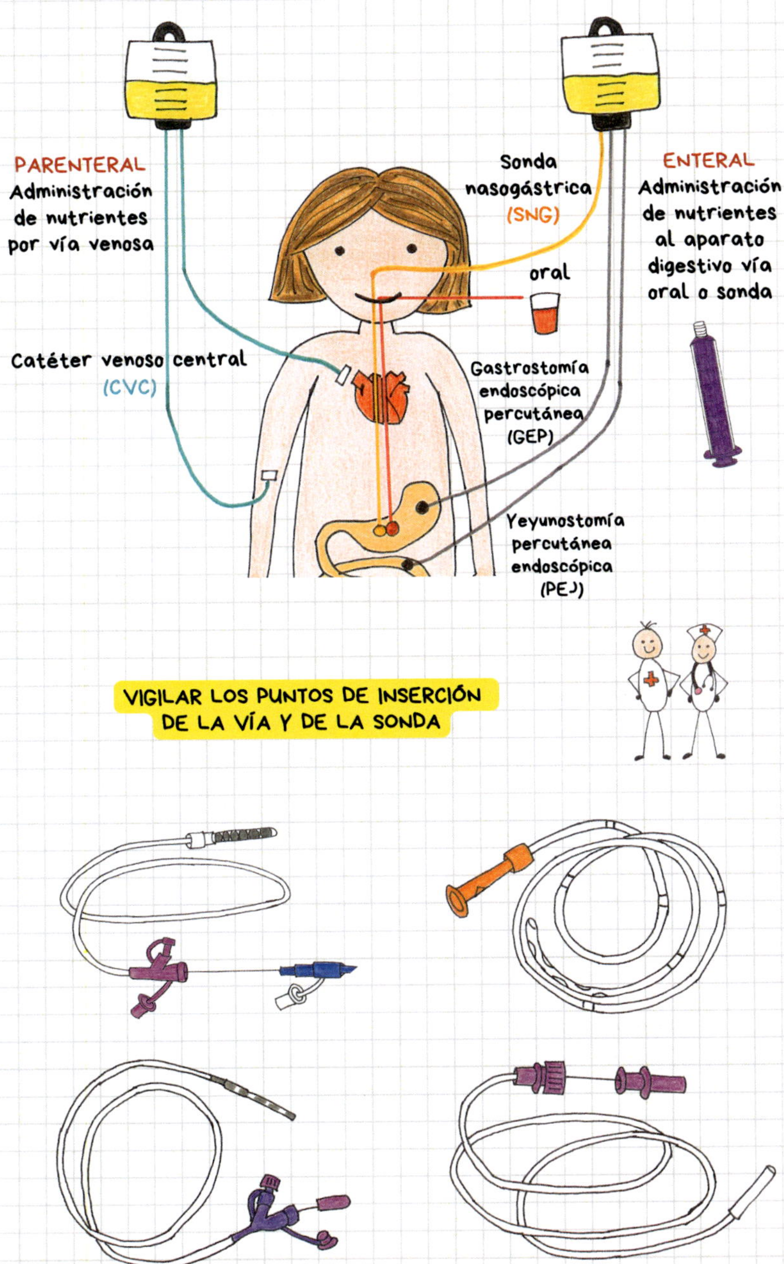

Catéter venoso periférico (CVP)

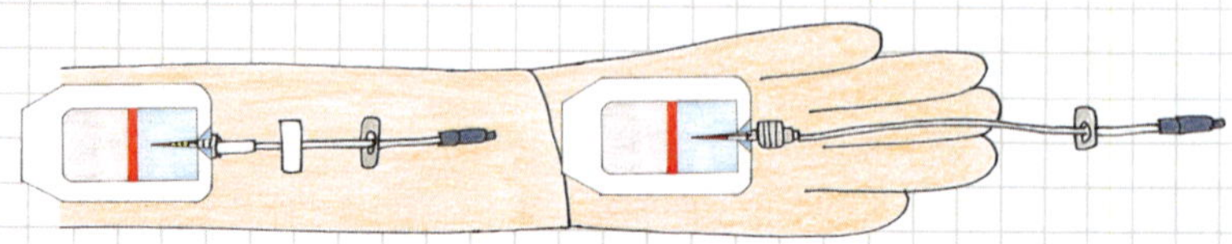

MATERIAL

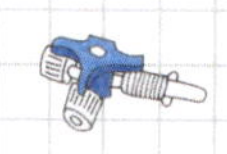

Llave de 3 vías

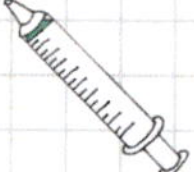

Jeringa

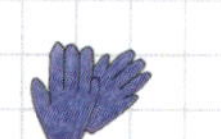

Guantes

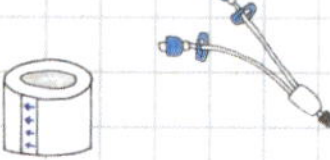

Esparadrapo

Pulpito

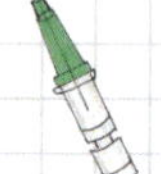

Catéter sin alas

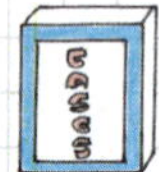

Gasas

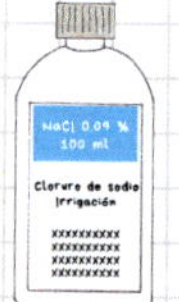

Suero

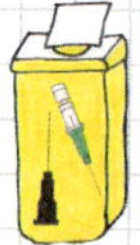

Contenedor de objetos punzantes

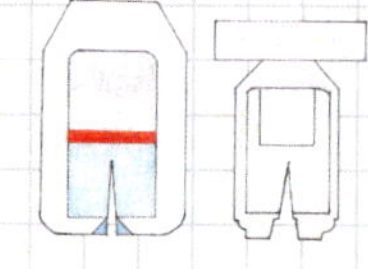

Apósitos de fijación

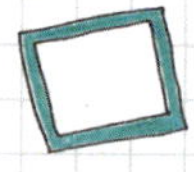

Campo de trabajo

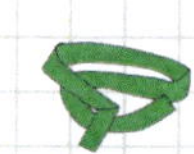

Compresor venoso

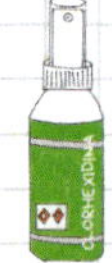

Antiséptico

SIGNOS DE ALERTA

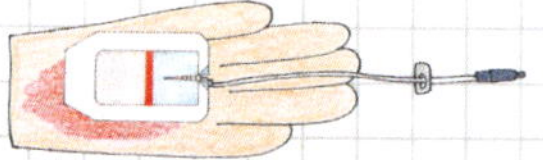

Zona enrojecida alrededor del punto de punción

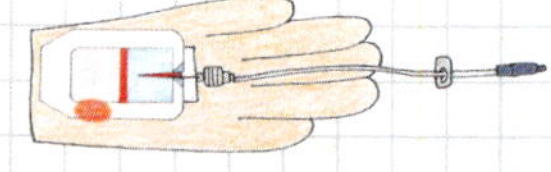

Apósito en mal estado

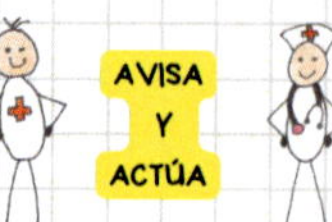

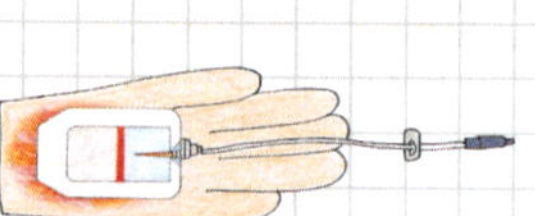

Zona enrojecida o pus alrededor del punto de punción

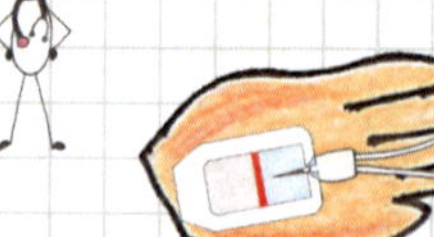

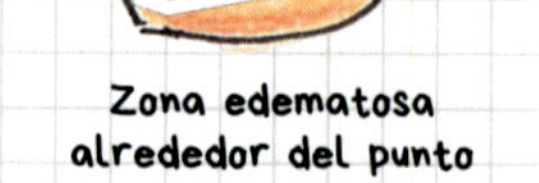

Zona edematosa alrededor del punto de punción o extremidad

CATÉTER VENOSO CENTRAL (CVC)

Prestar atención y tener cuidado con la vía cuando manipulamos al paciente

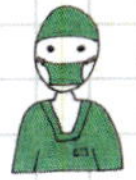

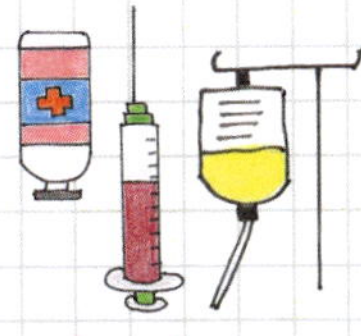

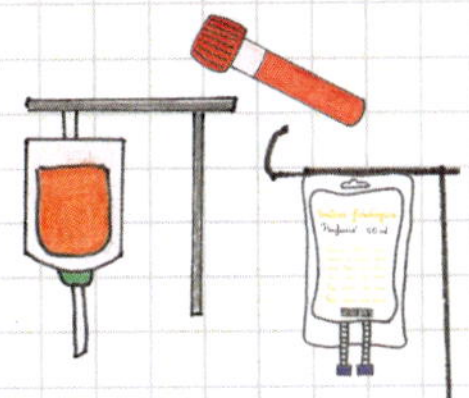

Distal
Medicación
Medir la presión venosa central (PVC)
Fluidoterapia
Bolo

Proximal
Medicación
Extracción de sangre
Transfusión de sangre

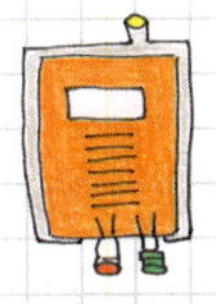

Medial
NTP
Nutrición
Parenteral

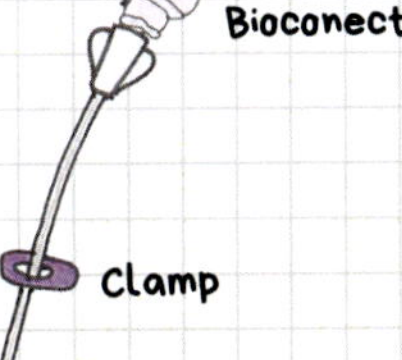

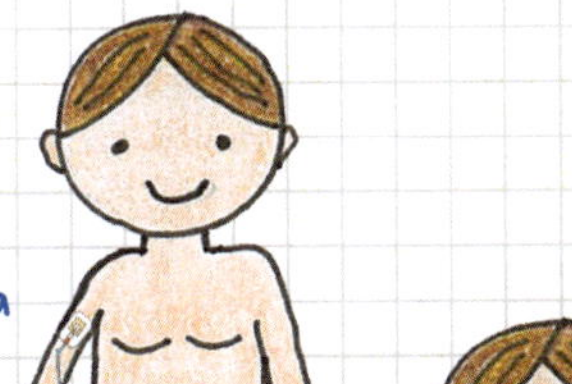

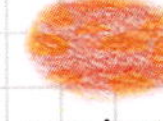

Zona enrojecida alrededor del punto de punción

Zona enrojecida y pus alrededor del punto de punción

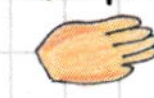

Zona edematosa alrededor del punto de punción o extremidad

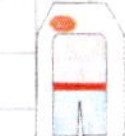

Apósito en mal estado

BOMBA DE INFUSIÓN

Administración por vía subcutánea de medicación para controlar el dolor y otros síntomas en pacientes paliativos

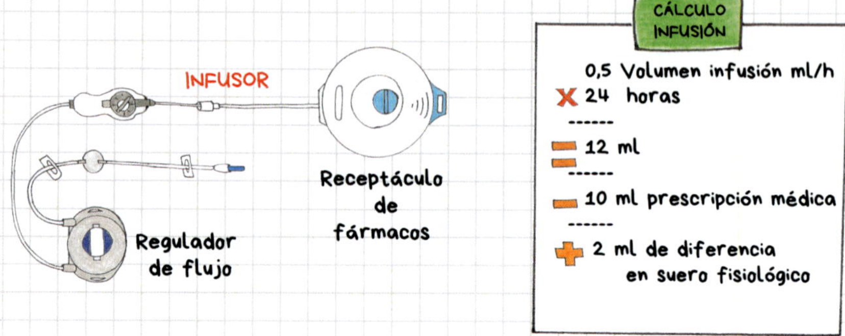

Gasas

Catéter subcutáneo

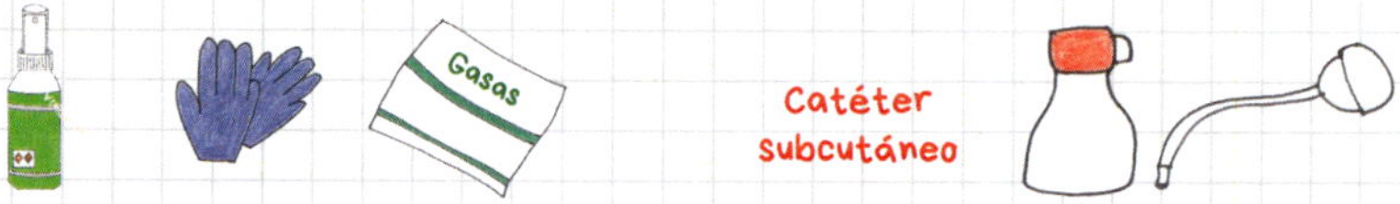

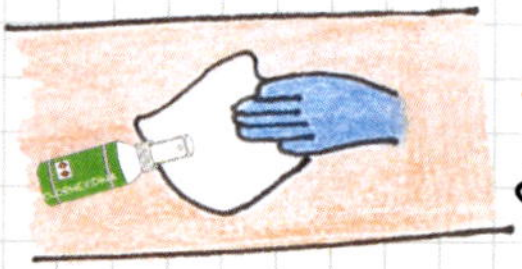

1. Limpiar la zona de punción

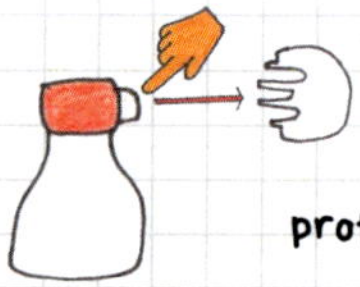

2. Retirar y guardar el protector del dispositivo

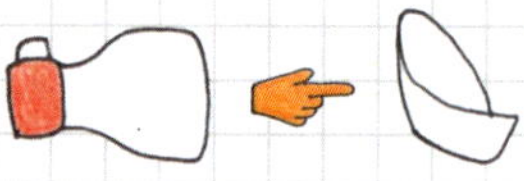

3. Retirar el adhesivo de la base

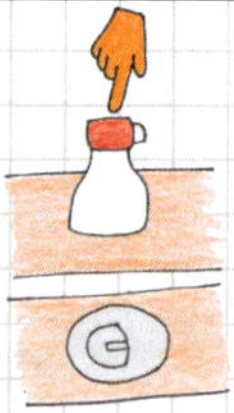

4. Presionar contra la piel para adherirlo pulsando el botón rojo

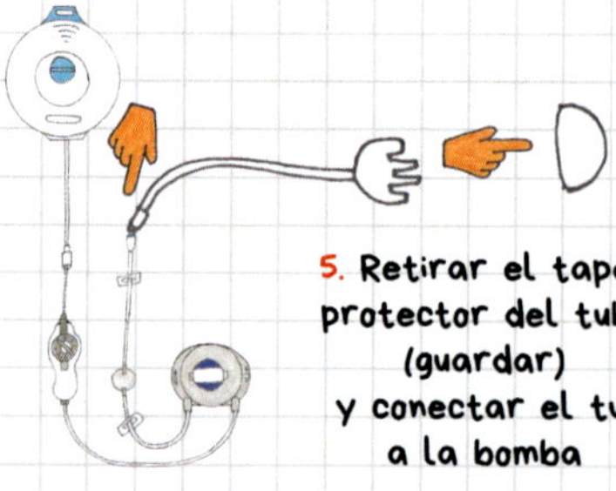

5. Retirar el tapón protector del tubo (guardar) y conectar el tubo a la bomba

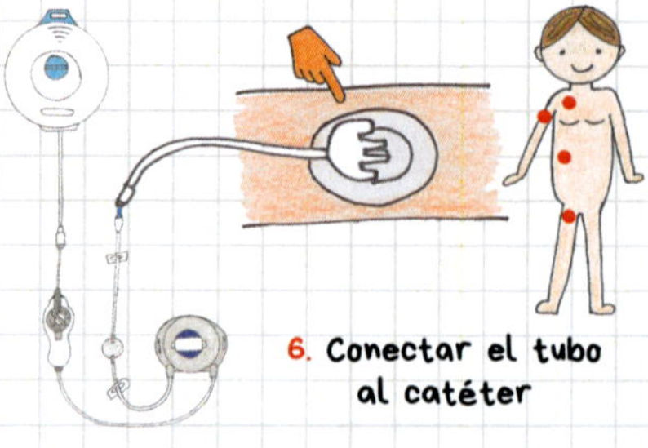

6. Conectar el tubo al catéter

MÁSCARAS DE OXIGENOTERAPIA

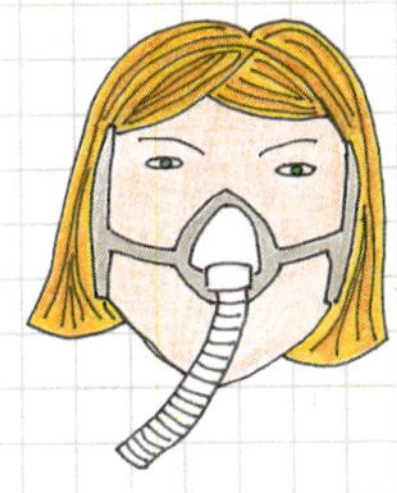

BIPAP - CPAP nasal
(BIPAP: Presión en las vías respiratorias con dos niveles de presión)
(CPAP: presión positiva continua en las vías respiratorias)

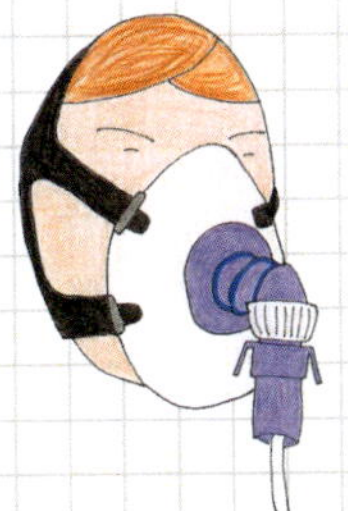

BIPAP - CPAP nasobucal
(BIPAP: Presión en las vías respiratorias con dos niveles de presión)
(CPAP: presión positiva continua en las vías respiratorias)

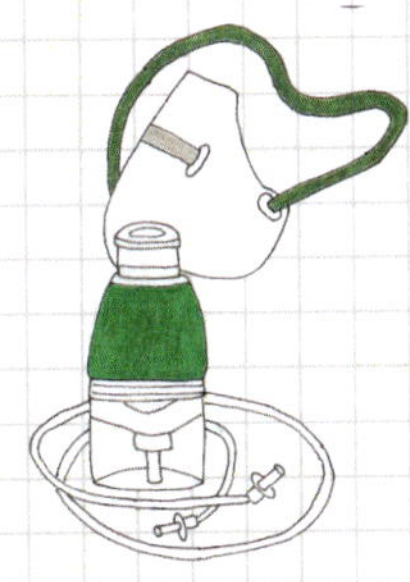

Nebulizaciones

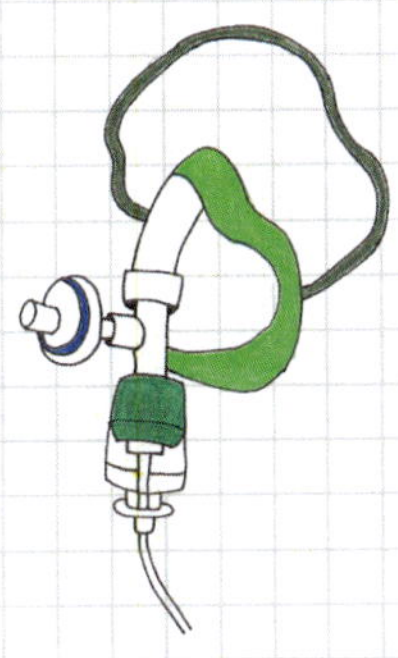

Nebulizaciones + filtro

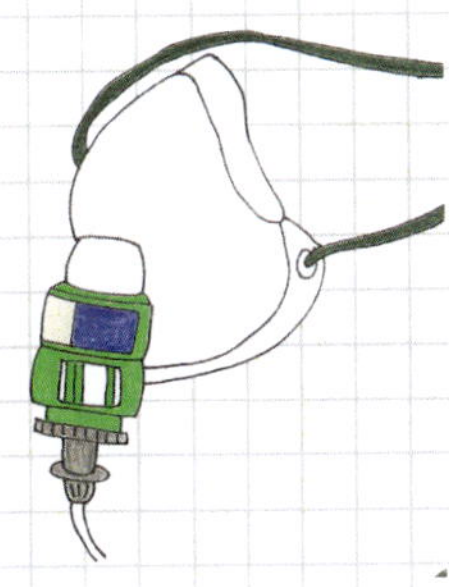

Máscara de Venturi

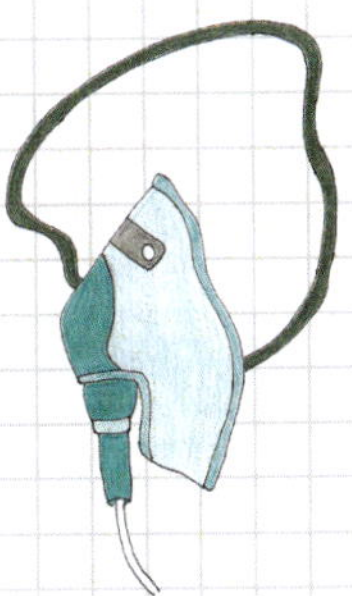

Básica

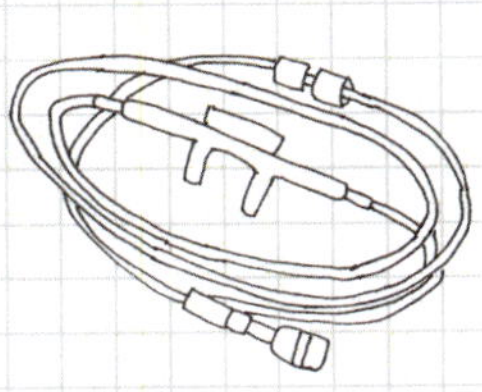

Cánula nasal

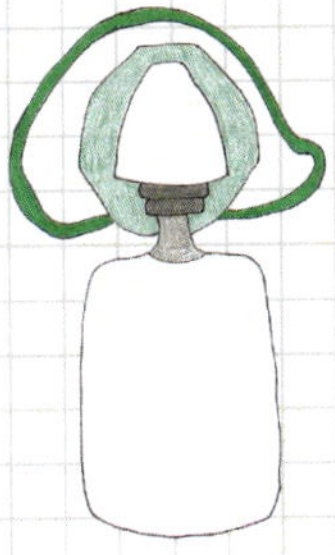

Con reservorio

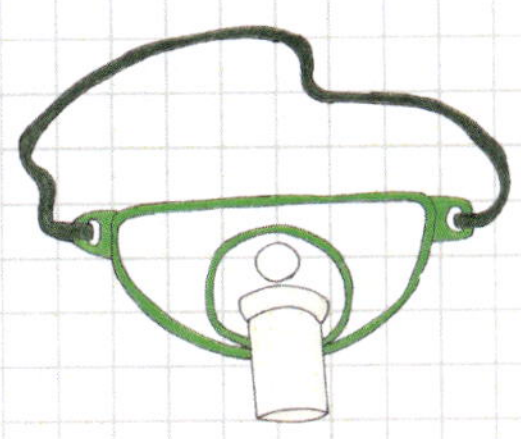

Traqueostomía

CAUDALÍMETROS

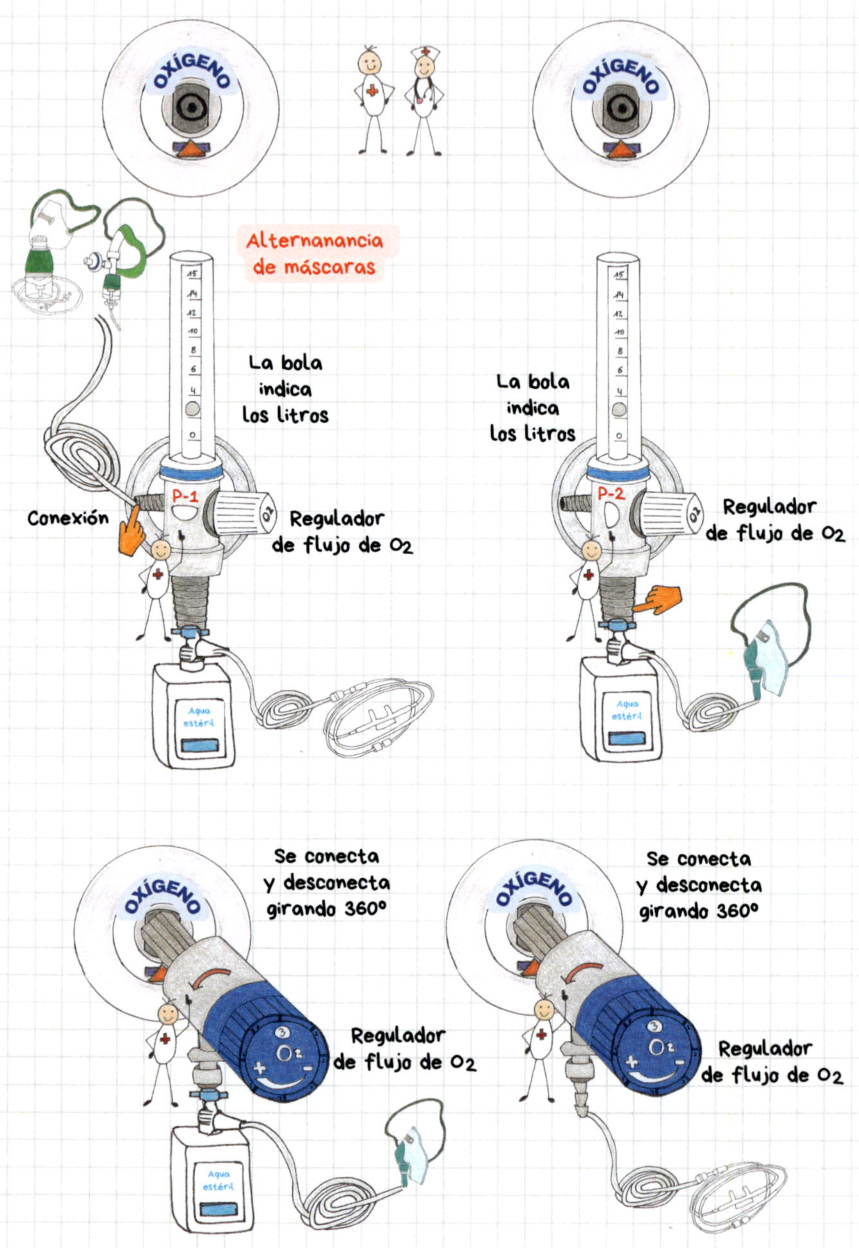

Conexión de O_2 al paciente

1 Conectar manómetro a la toma de oxígeno	Connectar a la toma de oxígeno en horizontal y girar en sentido de las agujas del reloj hasta que quede en vertical 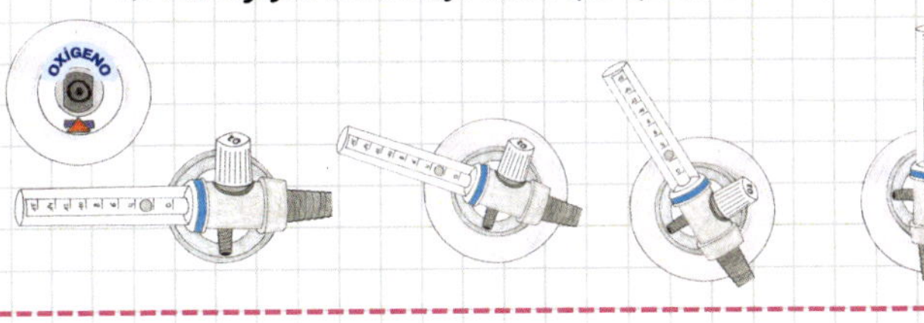
2 Abrir el humidificador y conectarlo	Presionar el tapón del humidificador, girar a la derecha y romper el pitorro de salida 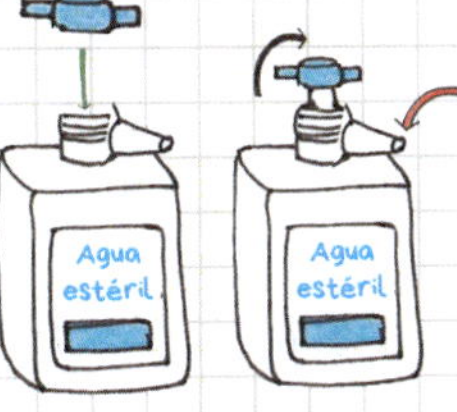 Conectar el tapón al caudalímetro girando hacia la izquierda 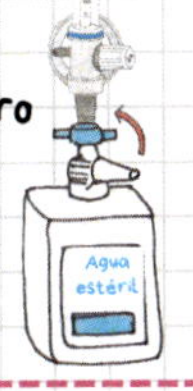
3 Conectar la máscara a la salida del humidificador	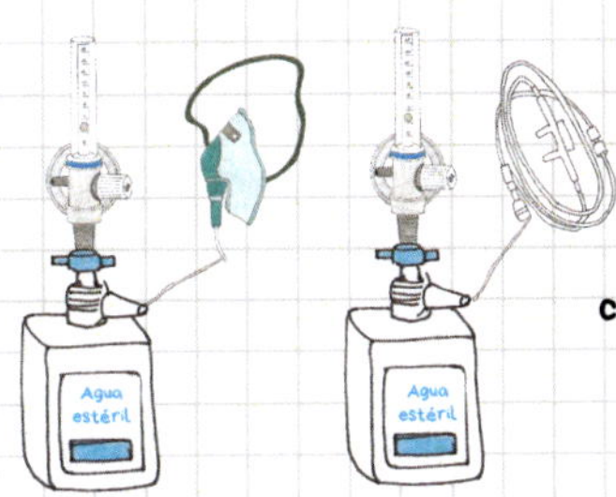 También podemos conectar a la salida de O_2 del caudalímetro, cambiando de posición la llave de paso 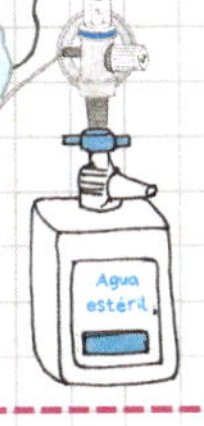
4 Regular los l/min	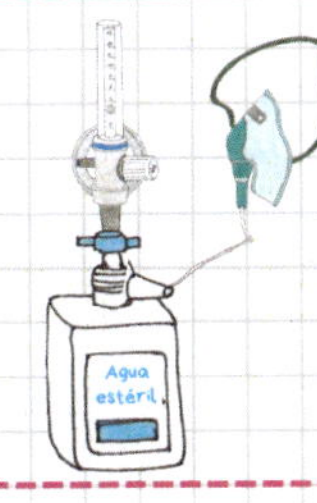 Girar el regulador de flujo en sentido de las agujas del reloj para aumentar el flujo y en el sentido contrario para disminuirlo
5 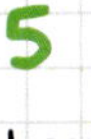 Colocar la máscara al paciente	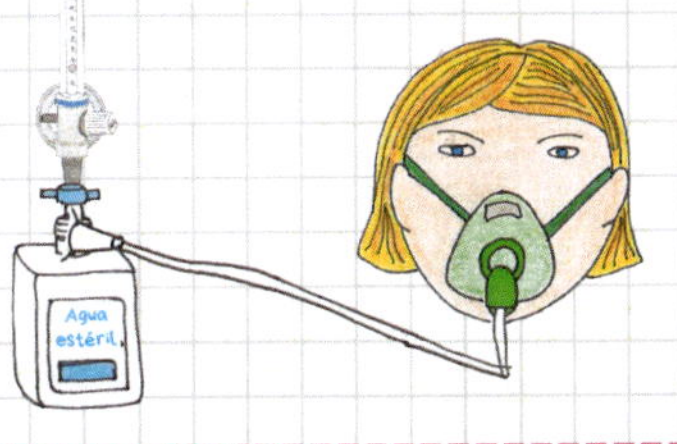 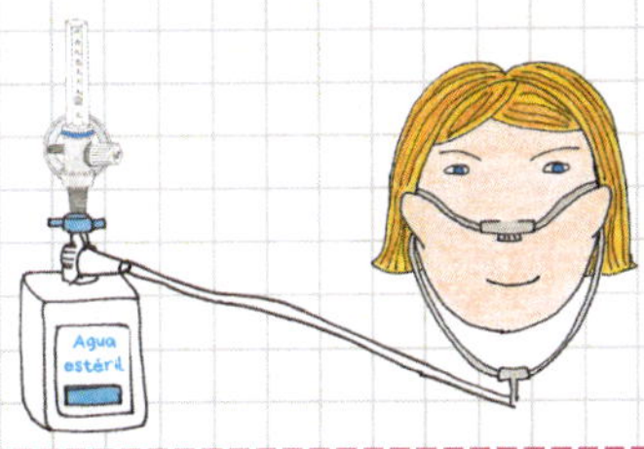

NEBULIZACIONES

Las nebulizaciones se utilizan para convertir un fármaco en vapor de forma que los pulmones lo puedan absorber más rápidamente.
Según la patología del paciente, se realizan con oxígeno o con aire (para retenedores de CO_2)

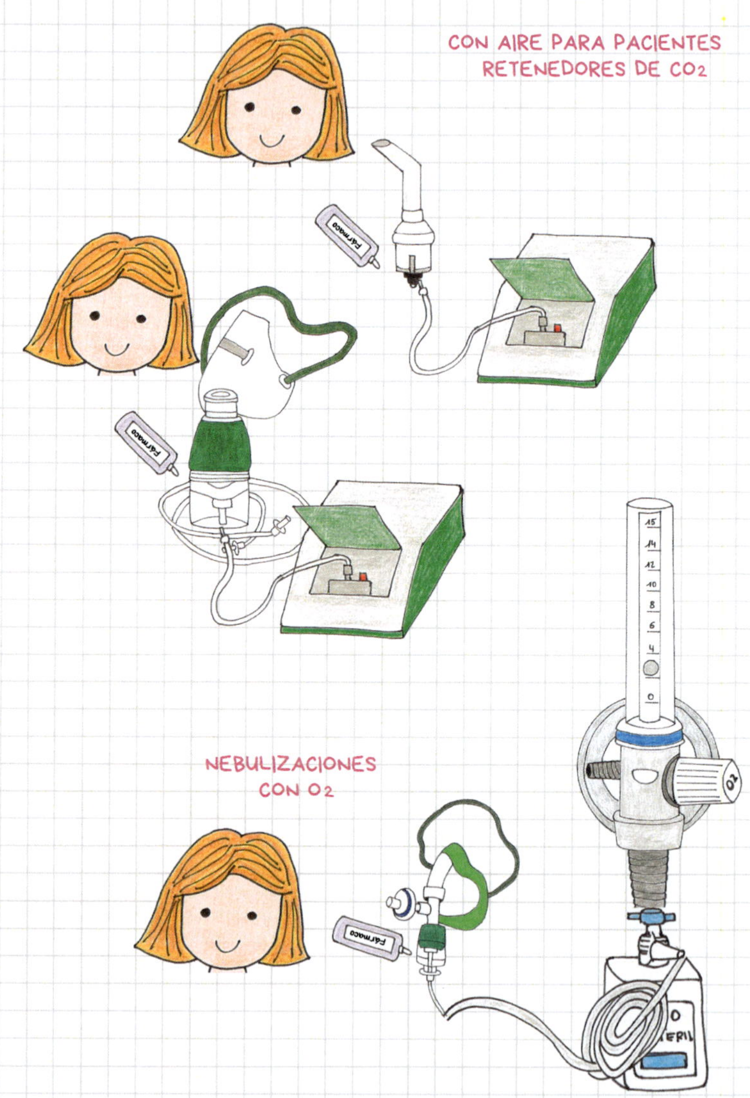

SISTEMAS DE BAJO FLUJO

¿Qué es la FiO_2? Es la concentración de oxígeno en el aire inspirado

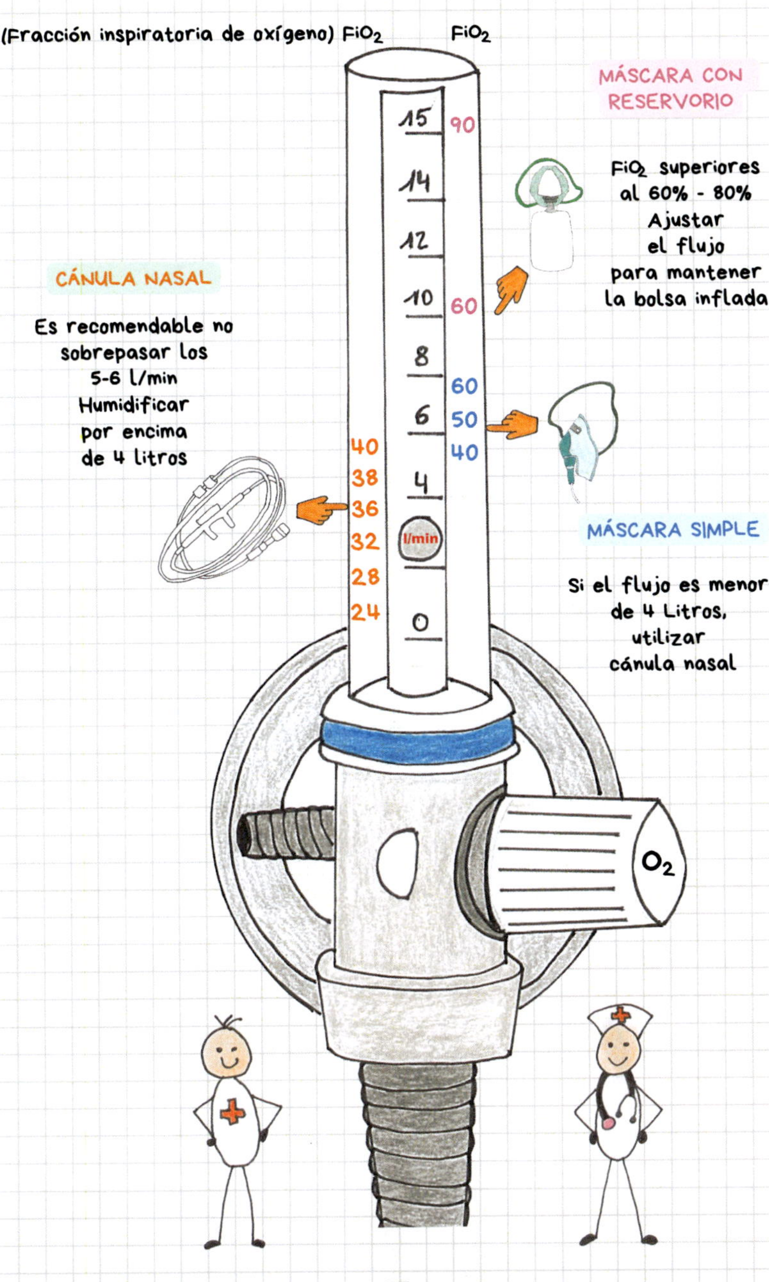

SISTEMA DE ALTO FLUJO

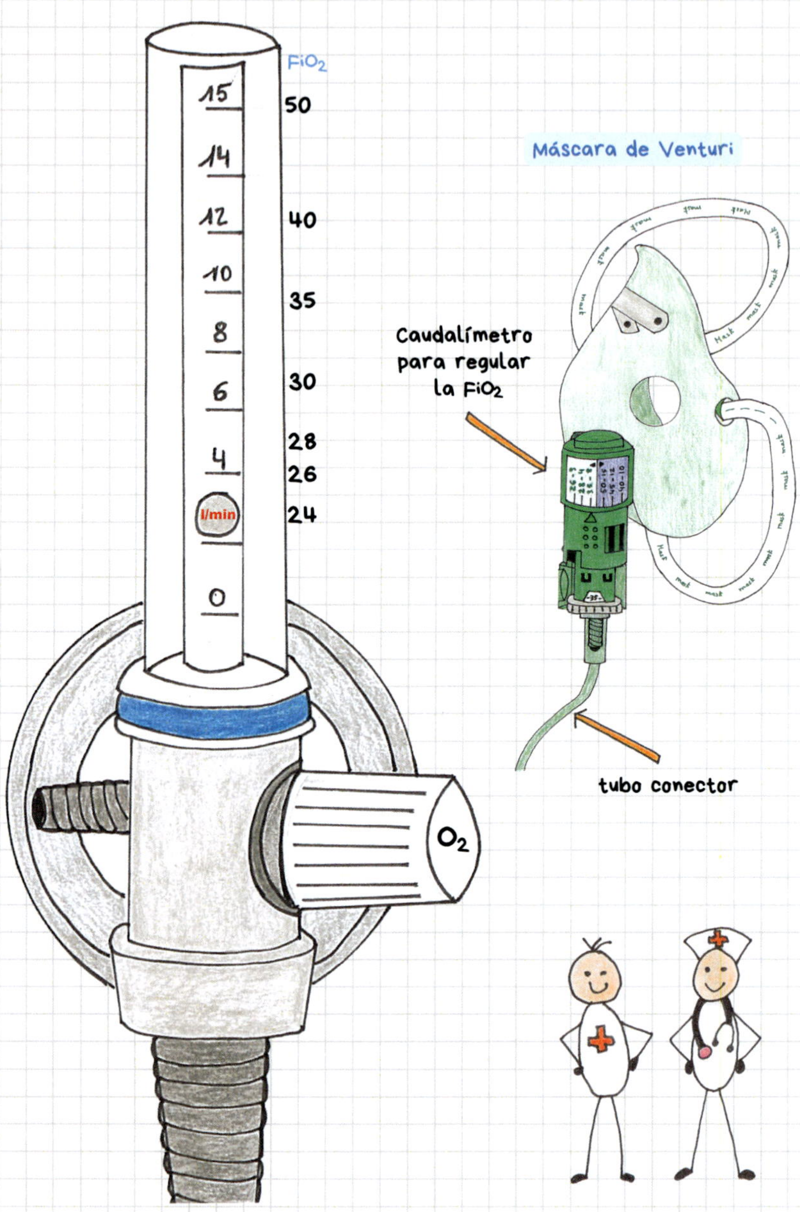

SISTEMA DE ALTO FLUJO

ELEMENTOS NECESARIOS

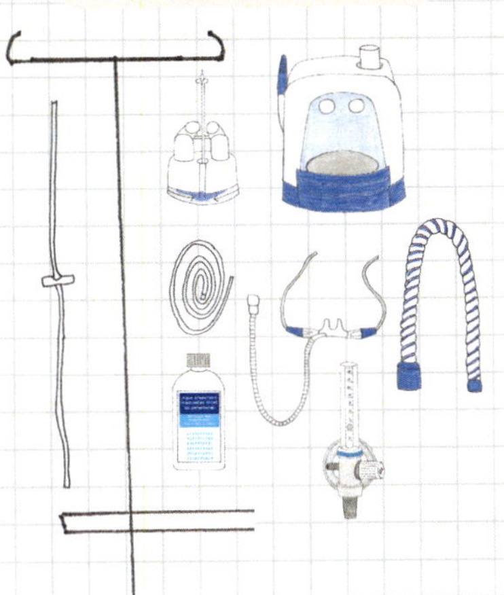

MÁQUINA MONTADA

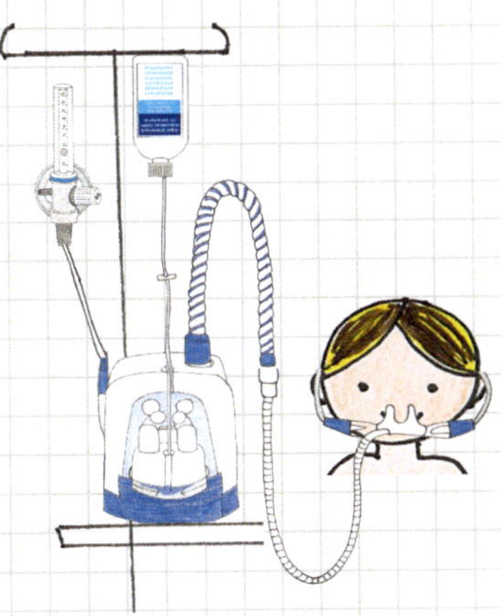

PARA LIMPIAR Y DESINFECTAR DESMONTAREMOS Y DESECHAREMOS LOS ELEMENTOS DE UN SOLO USO

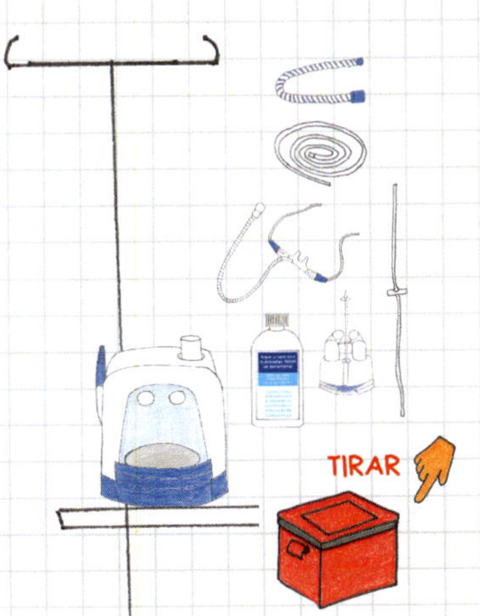

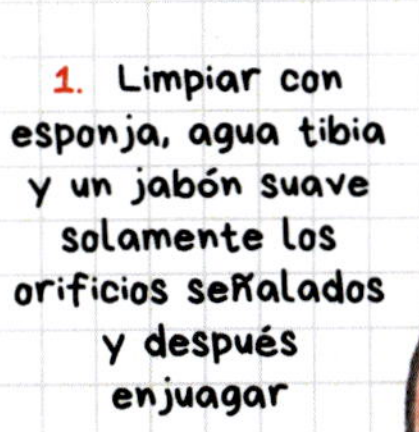

1. Limpiar con esponja, agua tibia y un jabón suave solamente los orificios señalados y después enjuagar

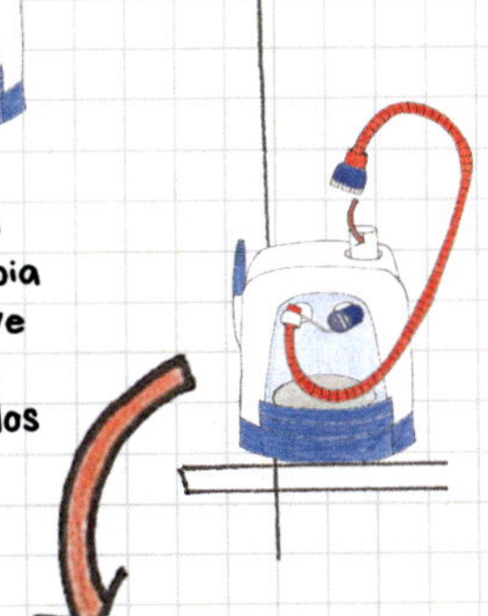

2. Conectar el extremo del tubo rojo que lleva tapón al orificio izquierdo del interior de la máquina y el tapón al orificio derecho

El otro extremo del tubo rojo se conecta a la parte superior de la máquina
Encender la máquina y ella sola empieza a desinfectar durante 1 hora
Cuando acaba, salen 2 ceros en la pantalla y ya podemos apagar la máquina

Podemos guardar la máquina dejando el tubo rojo conectado y tapar la máquina con una bolsa, de esta manera cuando la volvamos a necesitar estaremos seguros de que está desinfectada

VENTILACIÓN NO INVASIVA (VNI)

La ventilación NO invasiva trata las apneas del sueño
Mantiene las vías aéreas abiertas mientras duermes

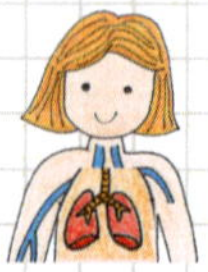

BIPAP

Presión en las vías respiratorias con dos niveles de presión

DOBLE presión positiva aplicada a las vías aéreas

Alterna 2 tipos de presión

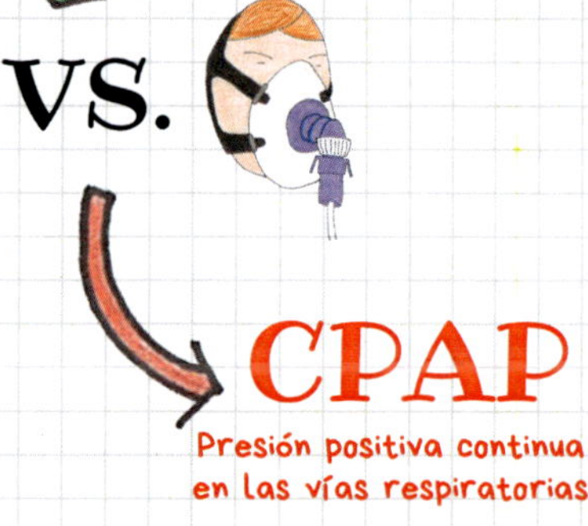

¿Cómo funciona?

1. La presión más alta permite al paciente inhalar

2. La presión más baja permite al paciente exhalar

¿Qué trata?

Apnea del sueño
Apnea obstructiva grave del sueño

CPAP

Presión positiva continua en las vías respiratorias

Presión ÚNICA positiva aplicada a las vías aéreas superiores

¿Cómo funciona?

Proporciona un flujo constante de aire

La presión se determina según las necesidades del paciente

¿Qué trata?

Prevención de las apneas del sueño y los ronquidos

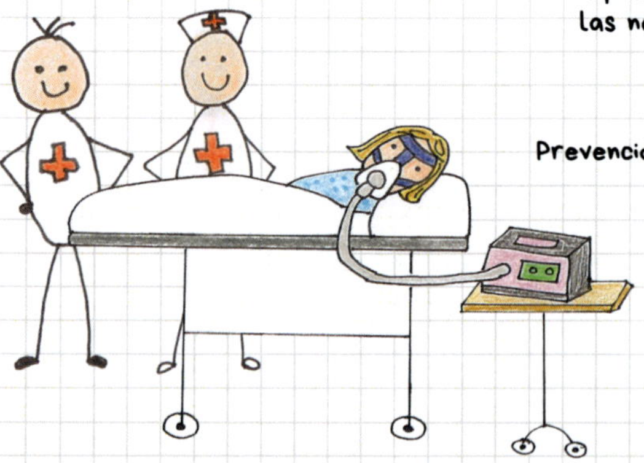

Balón de ventilación

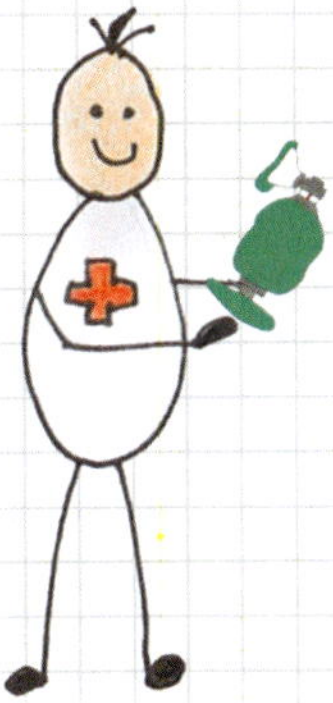

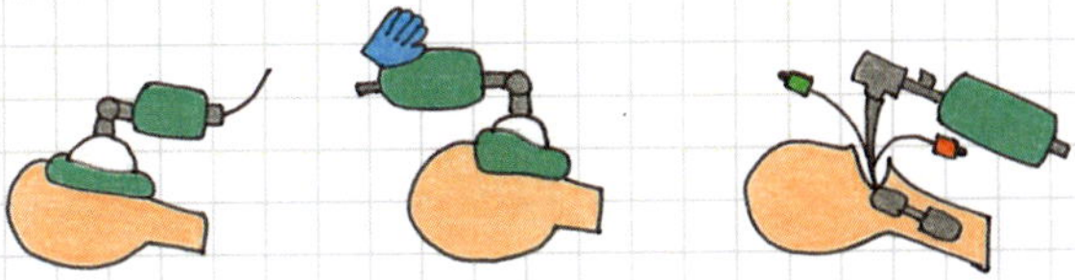

Conectado al O_2

Manual

Con intubación

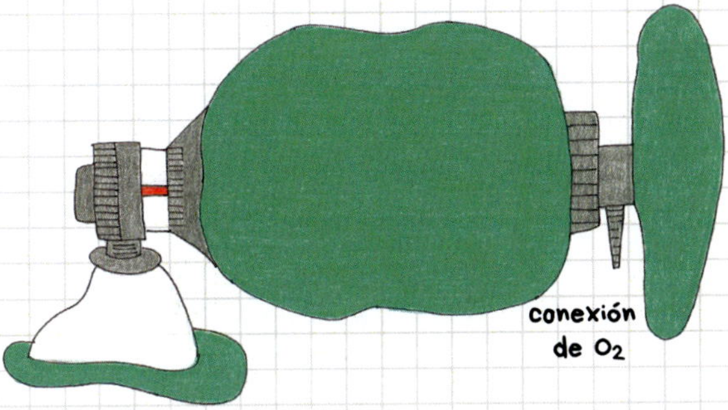

conexión de O_2

ELEMENTOS QUE HAY QUE LIMPIAR DESPUÉS DE UTILIZARLOS EN CADA PACIENTE

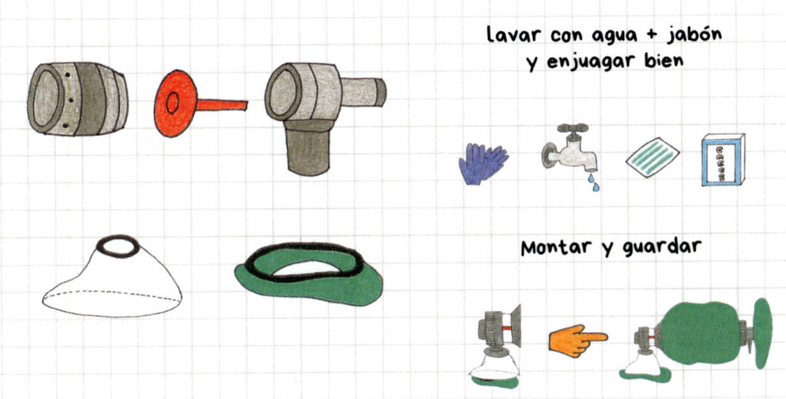

La esterilización se realiza en LA CENTRAL DE ESTERILIZACIÓN DEL HOSPITAL

INHALADORES

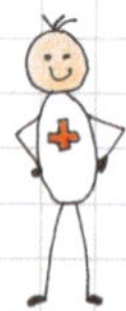

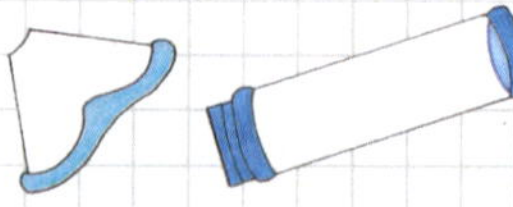

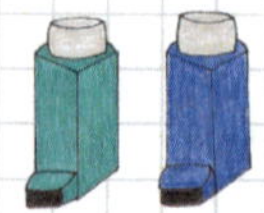

Máscara Aerocámara Carga del inhalador

Explicar el procedimiento al paciente

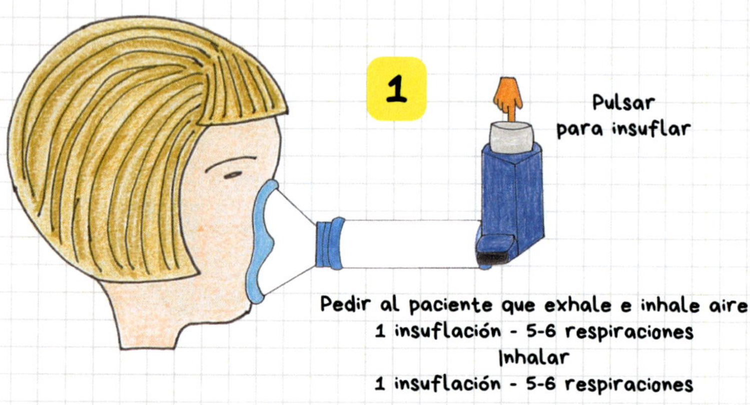

Pedir al paciente que exhale e inhale aire
1 insuflación - 5-6 respiraciones
Inhalar
1 insuflación - 5-6 respiraciones

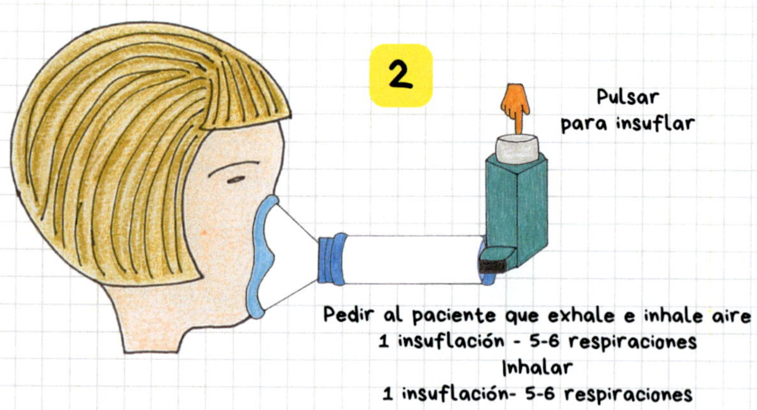

Pedir al paciente que exhale e inhale aire
1 insuflación - 5-6 respiraciones
Inhalar
1 insuflación- 5-6 respiraciones

Cuando acaben las inhalaciones, es necesario hacer una buena limpieza de la boca

DISFAGIA

DISFAGIA es la dificultad para tragar alimentos

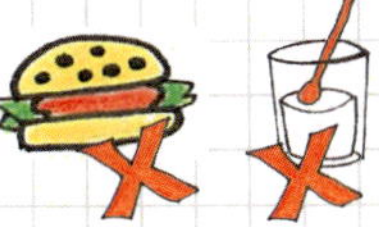

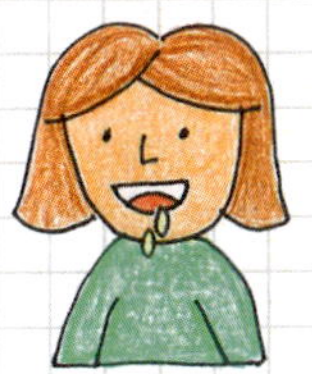

Babeo durante y después de comer

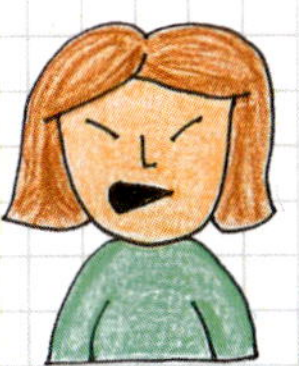

Dolor cuando se engulle los alimentos

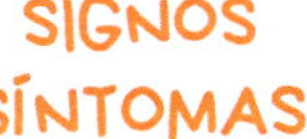

SIGNOS SÍNTOMAS

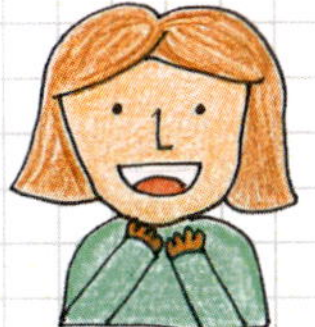

Atragantarse comiendo

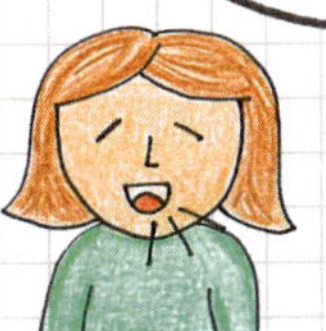

TOS durante y después de comer

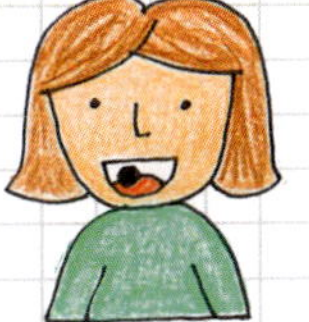

Quedan restos de comida en la boca y la garganta al comer

DIFERENTES TEXTURAS PARA CADA GRADO DE DISFAGIA

Mezclar el líquido con el espesante hasta obtener la textura deseada

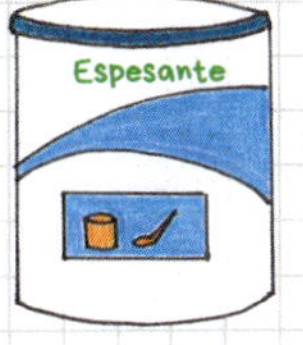

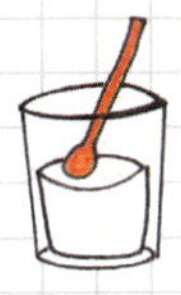

Néctar

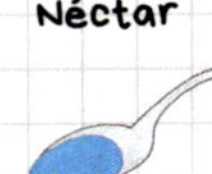

Miel

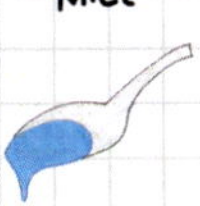

Pudin

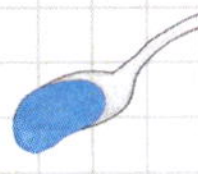

Prueba glucosa/acetona en sangre

La glucosa es un tipo de azúcar que pasa del torrente sanguíneo a las células gracias a la insulina (hormona)

La prueba de glucosa sirve para comprobar si los niveles de azúcar en sangre son correctos

¿Cuándo hacer la prueba? Antes de  o 30 min después

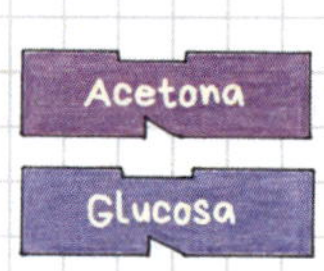

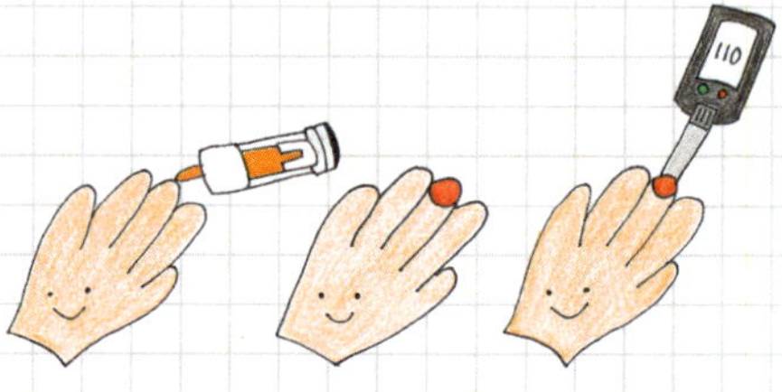

SIGNOS Y SÍNTOMAS DE ALERTA

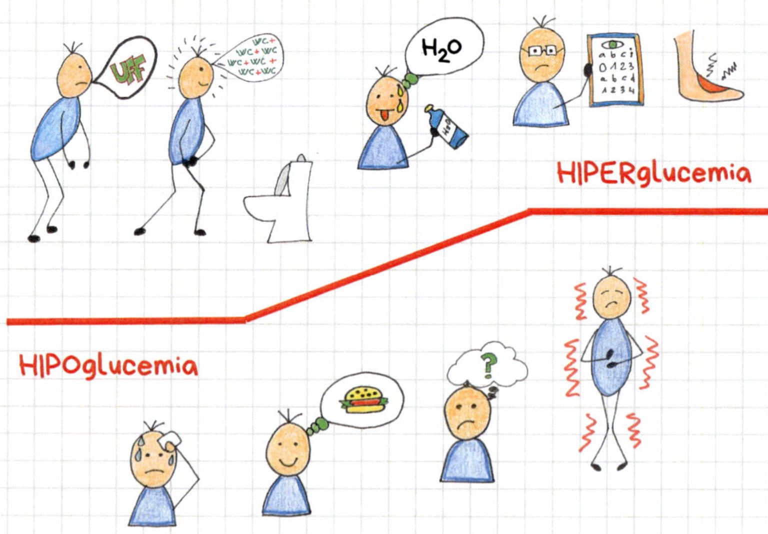

EXTRACCIÓN DE MUESTRAS BIOLÓGICAS

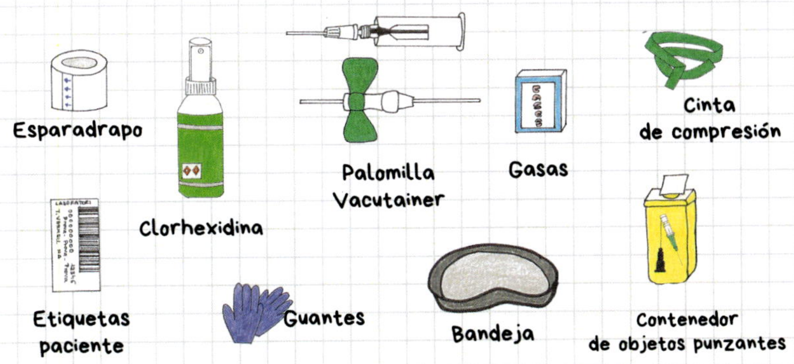

Tubos de muestras

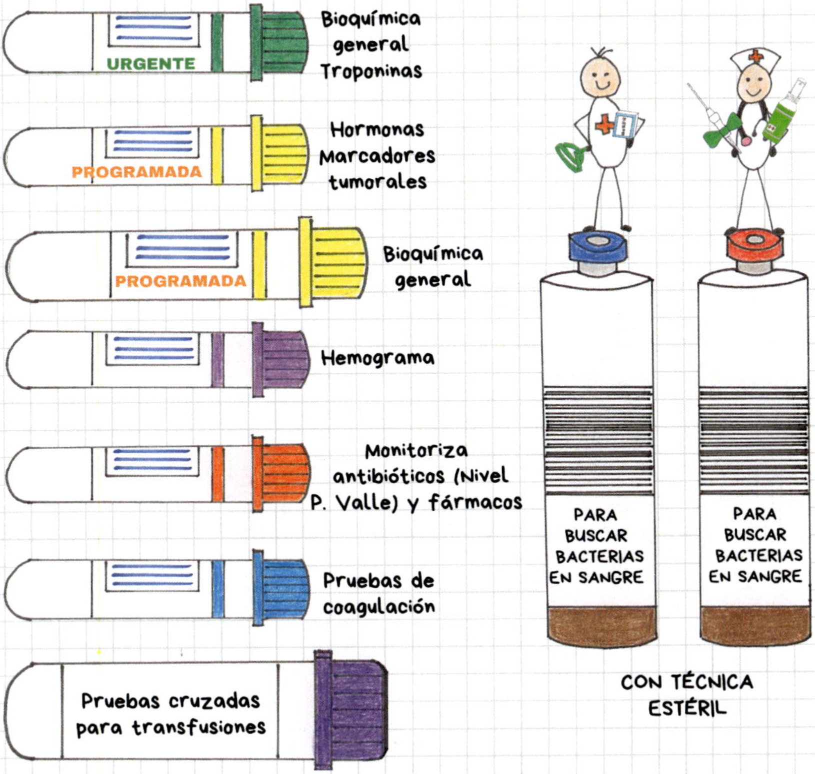

URGENTE — Bioquímica general, Troponinas

PROGRAMADA — Hormonas, Marcadores tumorales

PROGRAMADA — Bioquímica general

Hemograma

Monitoriza antibióticos (Nivel P. Valle) y fármacos

Pruebas de coagulación

Pruebas cruzadas para transfusiones

PARA BUSCAR BACTERIAS EN SANGRE

PARA BUSCAR BACTERIAS EN SANGRE

CON TÉCNICA ESTÉRIL

Muestra de heces **COPROS**

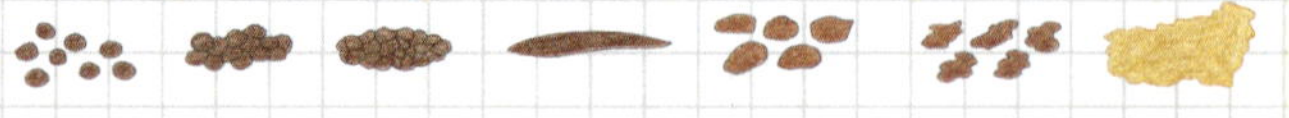

IMPORTANTE: HIGIENE DE MANOS ANTES Y DESPUÉS DEL PROCESO

MUESTRA ORDINARIA	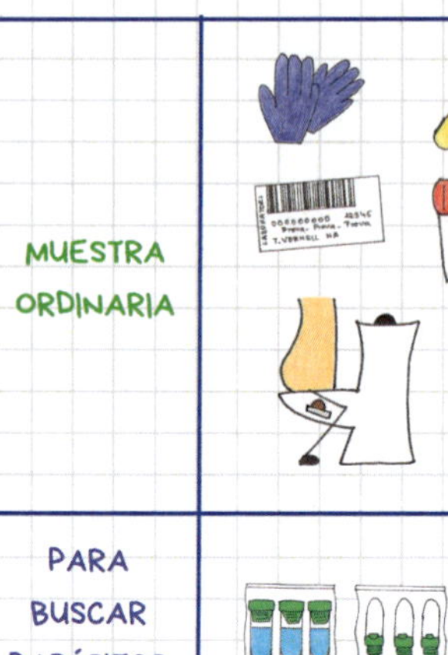	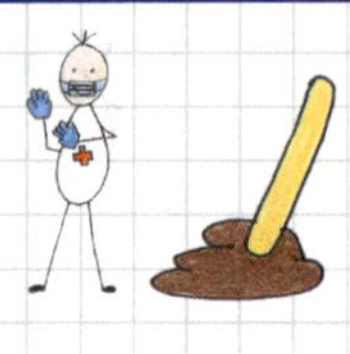 Recoger la muestra de heces con la espátula	Poner la muestra de heces en el bote y cerrarlo Poner la etiqueta del paciente	
PARA BUSCAR PARÁSITOS EN LAS HECES Debemos recoger 3 muestras de días diferentes	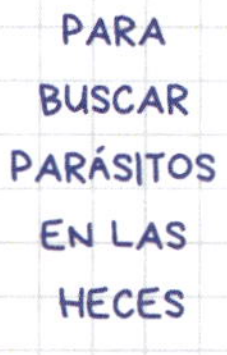 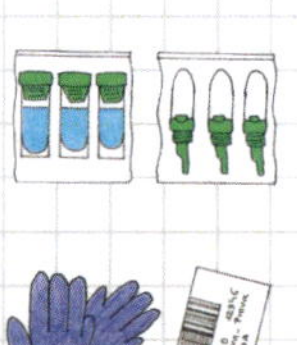	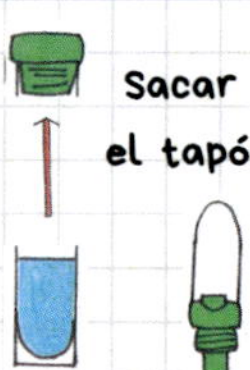 Sacar el tapón Coger la cucharilla sin quitar el tapón transparente	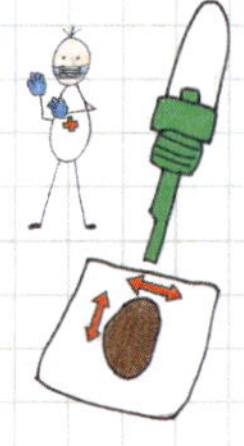 Coger una muestra de la medida de la cucharilla	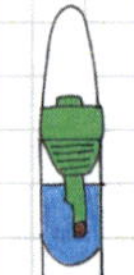 Introducir la cucharilla dentro del tubo que contiene el líquido Poner la etiqueta del paciente
PARA BUSCAR SANGRE OCULTA EN LAS HECES	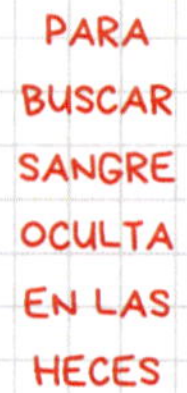 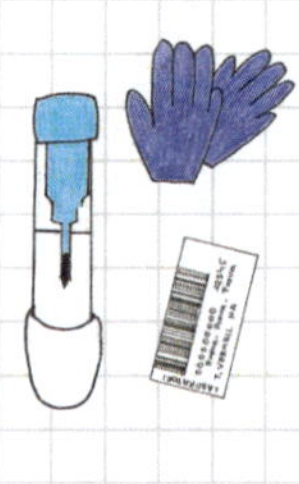 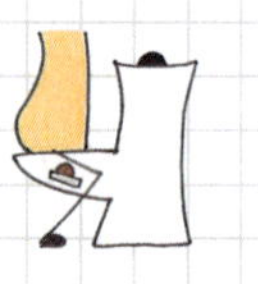	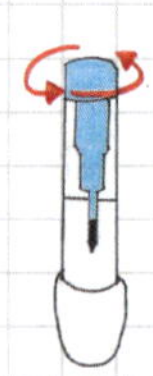 Sacar el tapón y extraer el bastoncillo	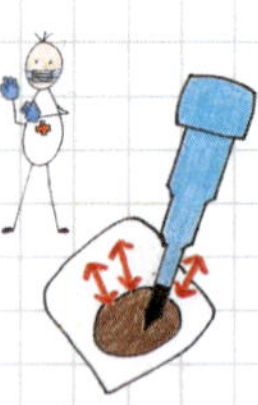 Pinchar las heces con el bastoncillo por diferentes puntos	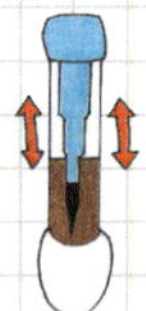  Introduir la cucharilla dentro del tubo que contiene el líquido y agitar Poner la etiqueta del paciente

MUESTRAS DE ORINA

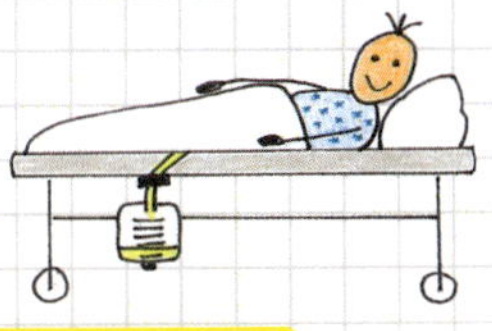

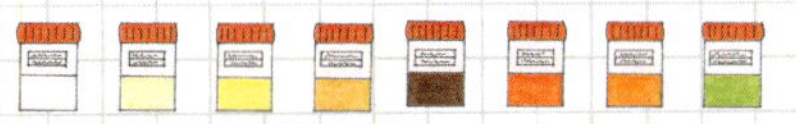

IMPORTANTE: HIGIENE DE MANOS ANTES Y DESPUÉS DEL PROCESO

UROCULTIVO — MUESTRA ESTÉRIL — SEDIMENTO	
Sonda vesical - Urostomía - Nefrostomía	Paciente continente
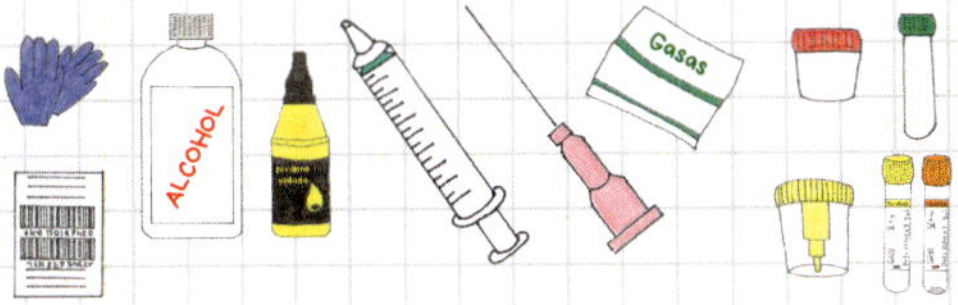 ALCOHOL Gasas Explicar el procedimiento al paciente	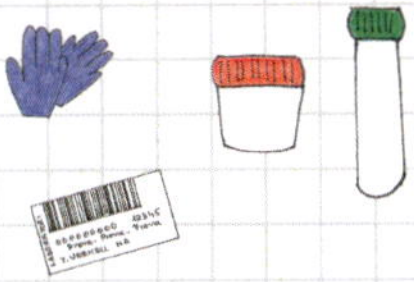 Explicar el procedimiento al paciente
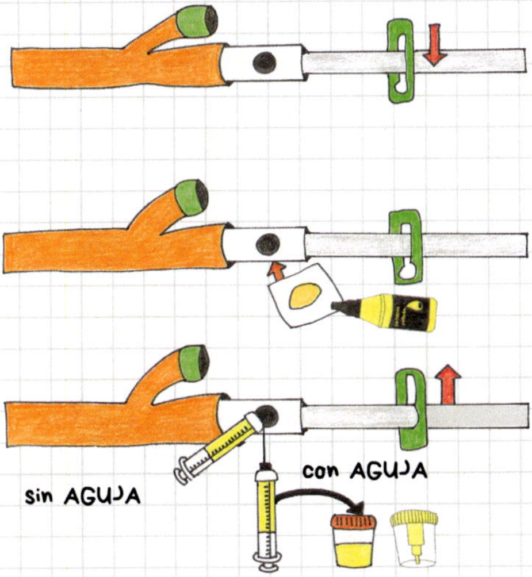 sin AGUJA con AGUJA	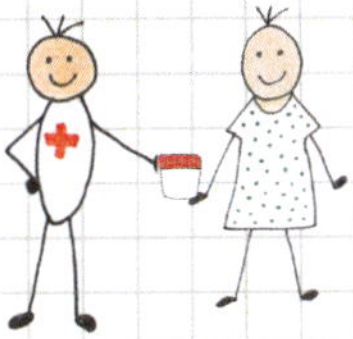 Dar el potito al paciente para que orine y ayudarlo si es necesario Es importante que el potito no toque la parte genital para evitar contaminaciones
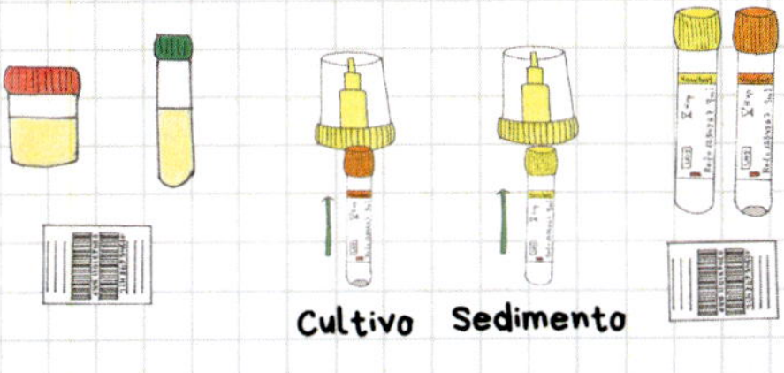 Cultivo Sedimento	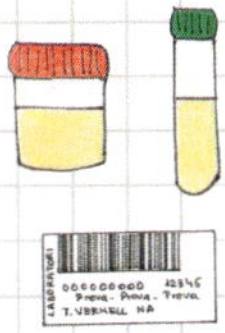

CONTROL DE ORINA 24 H

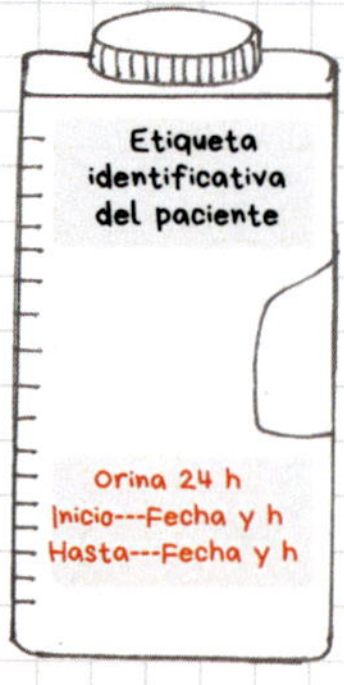

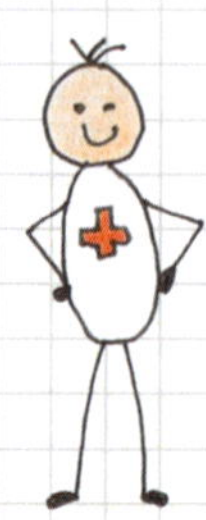

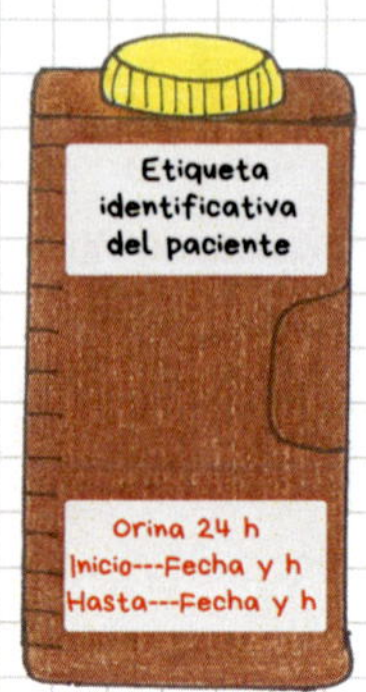

HIGIENE DE MANOS ANTES Y DESPUÉS DEL PROCESO

Paciente sondado

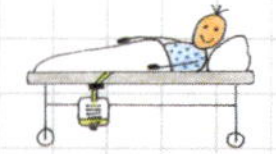

Vaciar el contenido de la bolsa de sondaje directamente en el envase recolector

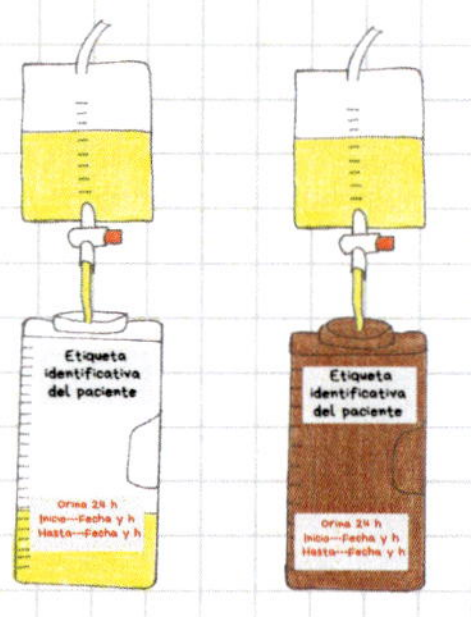

Paciente continente

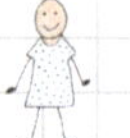

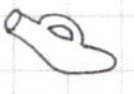

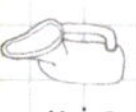

Explicar el procedimiento al paciente:
Descartar el primer chorro
Miccionar en la botella urinaria
Vaciar en el envase recolector

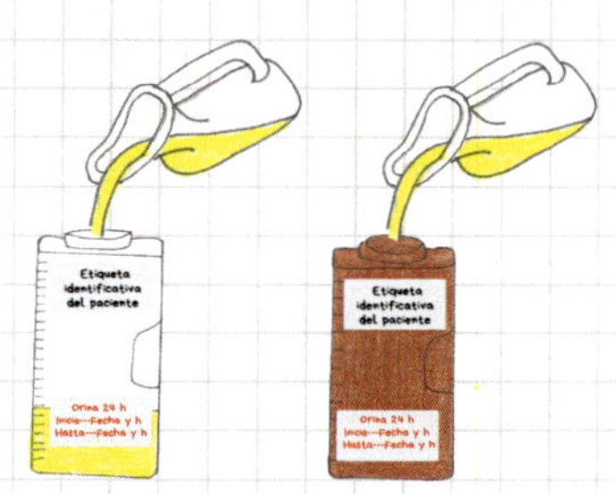

PASADAS 24 h

Adherir la etiqueta de analítica

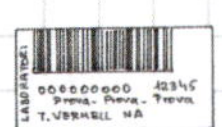

Poner el/los recipiente/es en una bolsa

Dejar constancia total de la diuresis

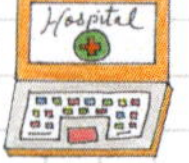

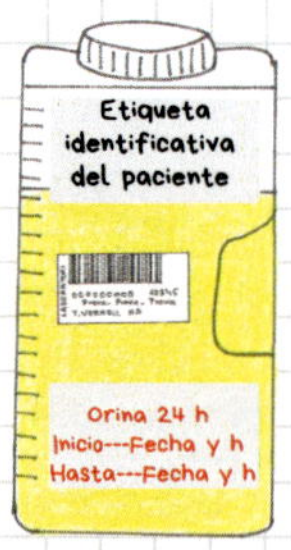

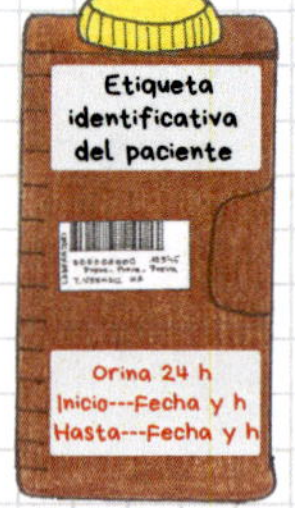

CONTROL DE ORINA 24 H

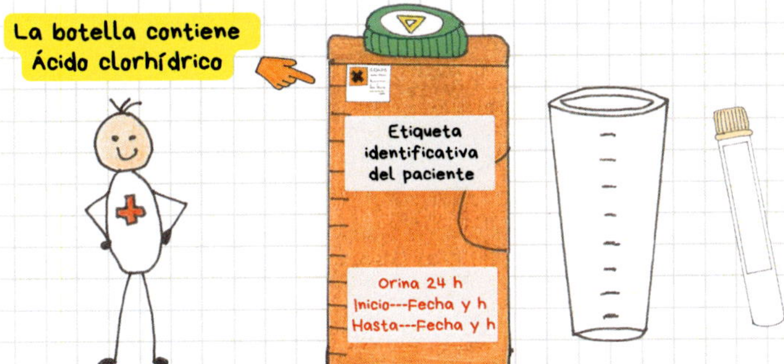

Paciente sondado

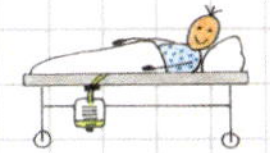

Vaciar el contenido de la bolsa de sondaje directamente en el envase recolector para evitar salpicaduras

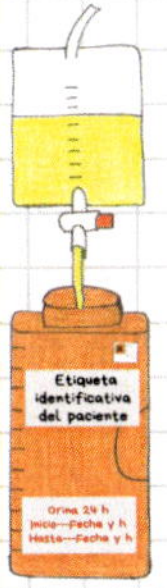

Paciente continente

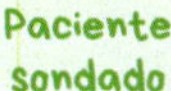

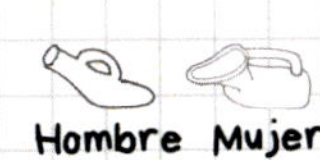

Hombre Mujer

Explicar el procedimiento al paciente:
Descartar el primer chorro
Miccionar en la botella urinaria
Vaciar en el envase recolector y evitar salpicaduras

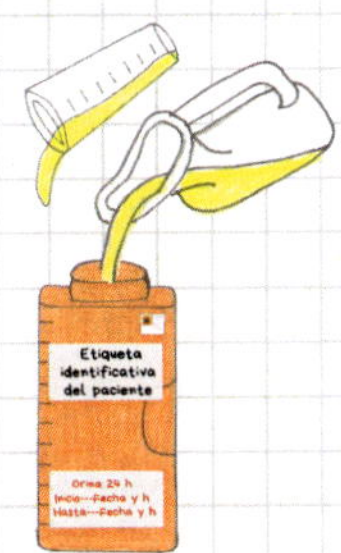

Guardar REFRIGERADO las 24 h

PASADAS 24 h

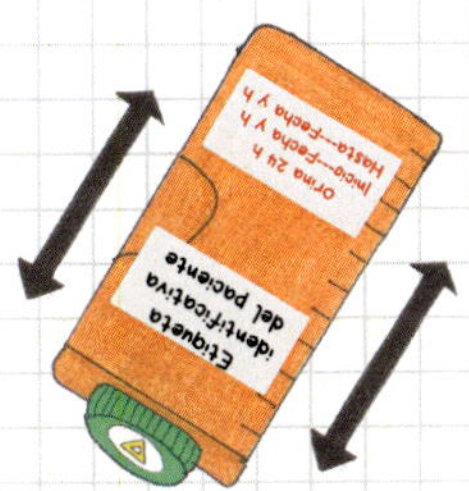

Tapar y agitar la botella

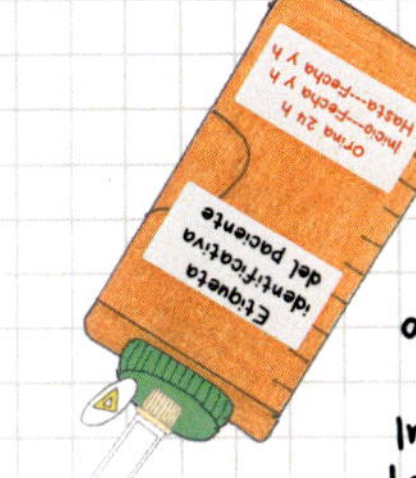

Despegar el adhesivo protector

Insertar el tubo en la cánula de caucho y esperar hasta que esté lleno

ESPIROMETRÍA

El espirómetro es un dispositivo que ayuda a expandir los pulmones y a respirar de forma más profunda

1 Sentarse en postura recta con el aparato al nivel de los ojos	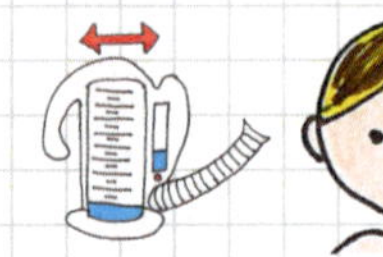 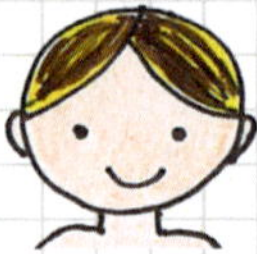
2 Exhalar profundamente y colocar la boquilla en la boca	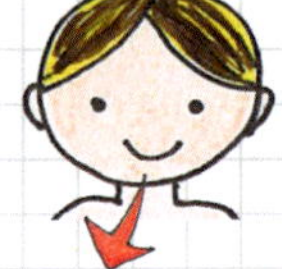 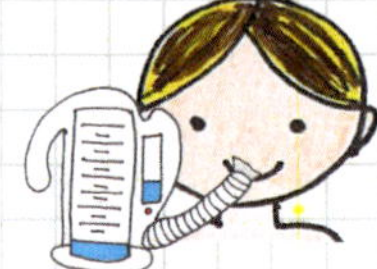
3 Inhalar lentamente intentando que el pistón se eleve el máximo posible	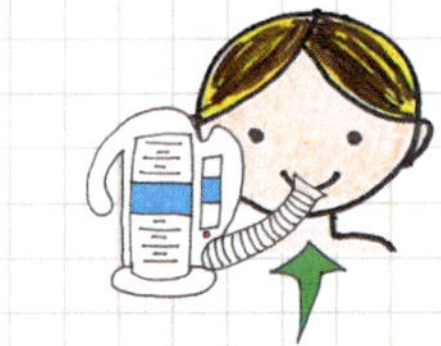
4 Retirar la boquilla de la boca, aguantar la respiración entre 6-10 segundos y espirar lentamente	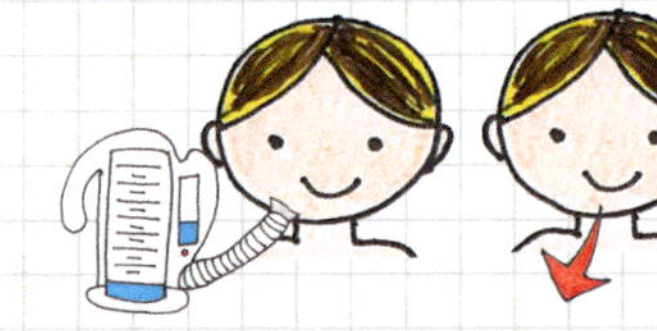
5 Hacer gárgaras y enjuagar con agua	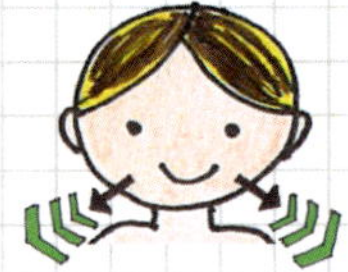
6 Al terminar, limpiar la boquilla y la cámara con agua y jabón Secarlas	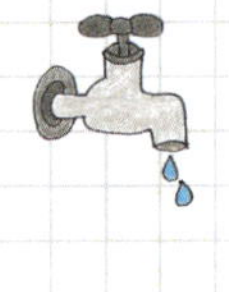 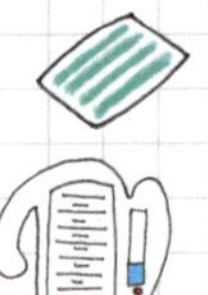 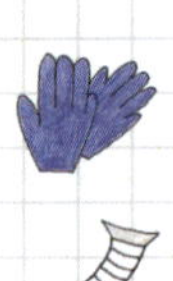 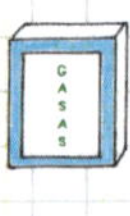

ECG

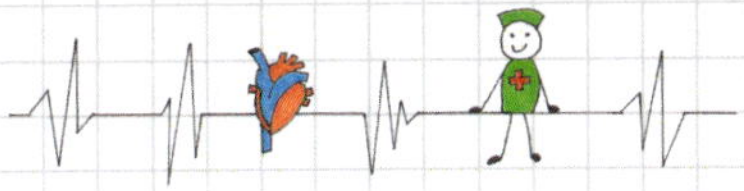

El electrocardiograma es el trazado monitorizado del ritmo del corazón para detectar posibles problemas

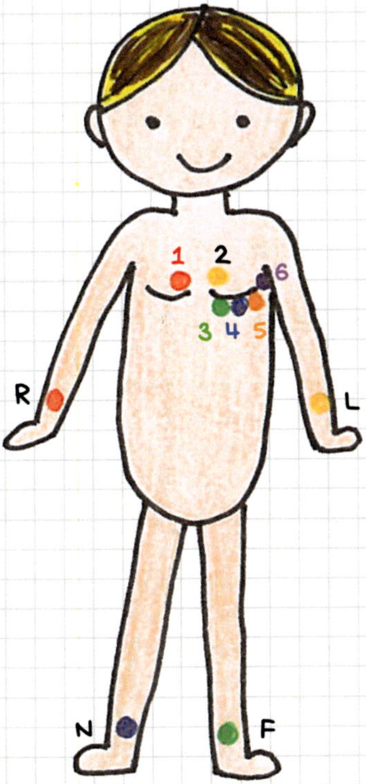

Electrocardiógrafo

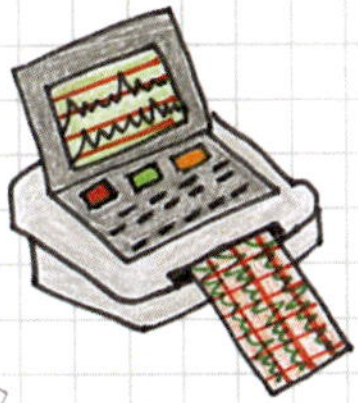

Adhesivos

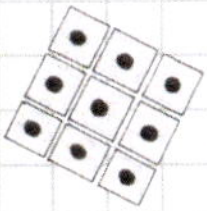

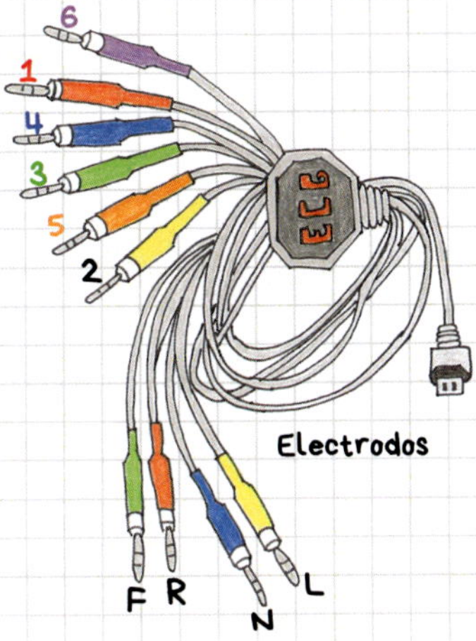

1 2 6
3 4 5
R L
N F

Electrodos

6 1 4 3 5 2
F R N L

1. Paciente en decúbito supino 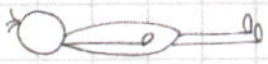
2. Colocar los adhesivos 
3. Encajar los electrodos en los adhesivos 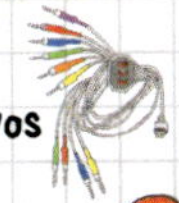
4. Poner en marcha el electrocardiógrafo
5. Buscar el nombre del paciente y pulsar 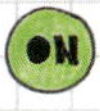 ON
6. Cuando las ondas son verdes pulsar 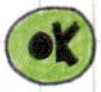 OK
7. Imprimir 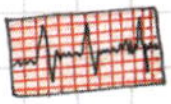
8. Retirar los adhesivos y limpiar con alcohol

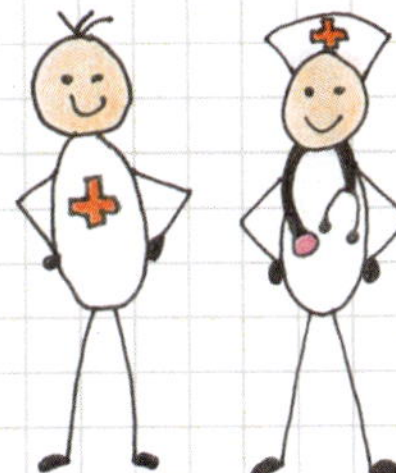

Marcapasos

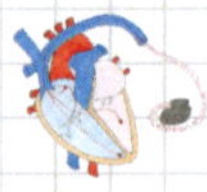

Si ves este aparato en una habitación:

Es un aparato que monitoriza un MARCAPASOS

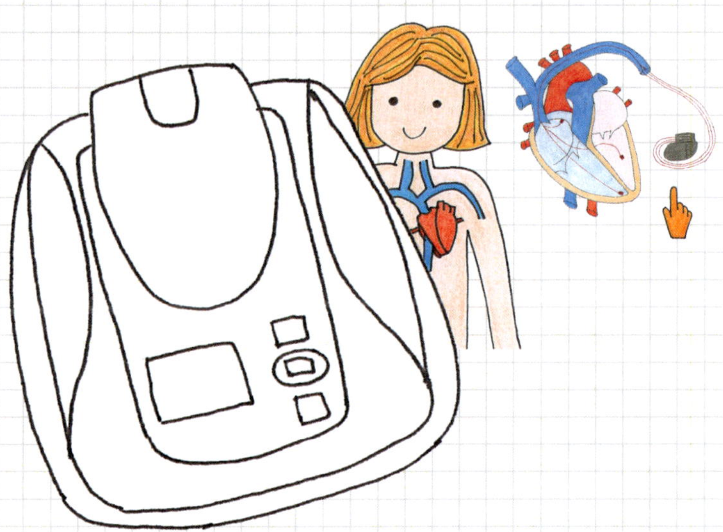

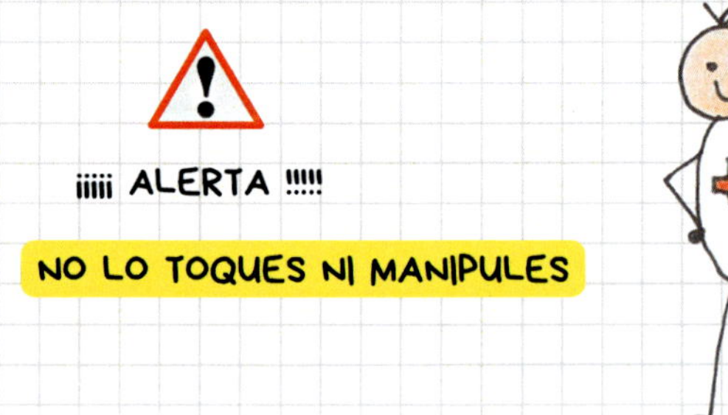

¡¡¡¡ ALERTA !!!!!

NO LO TOQUES NI MANIPULES

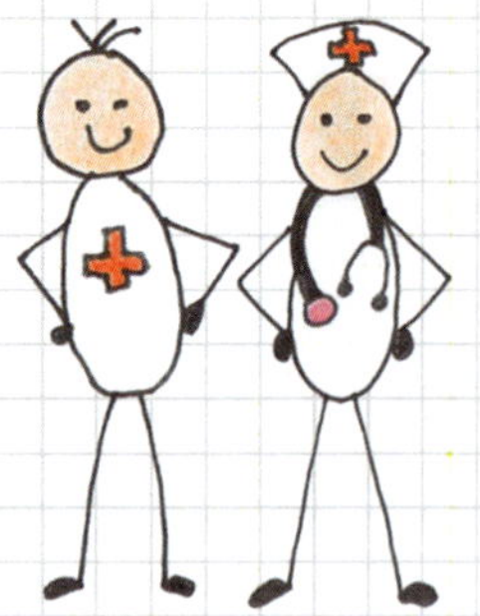

En caso de accidente involuntario AVISA Y ACTÚA

Medidas estándar y aislamientos 

MEDIDAS ESTÁNDAR	AÉREO <5 micras	GOTAS >5 micras
Son de aplicación para todos los pacientes	Medidas de aislamiento para evitar la transmisión por aire Higiene manos · Máscara filtración · Puerta · Visitas IN-OUT · Entrar hab · Cerrada · Restringir (Sistema presión negativa) Tuberculosis - Sarampión Neumonía - Varicela Herpes Zóster...	Medidas de aislamiento para evitar la transmisión por aire Higiene manos · Máscara filtración · Puerta · Visitas IN-OUT · Entrar hab · Cerrada · Restringir Gripe A - Gripe B Meningitis - Tosferina Escarlatina - Neumonía Adenovirus - Rinovirus...
	cerrada	cerrada
ENTRAR SALIR	ENTRAR SALIR	ENTRAR SALIR
SOLO En caso de posibles salpicaduras de sangre o fluidos corporales	ENTRAR	ENTRAR El paciente en caso de visitas
	SOLO En caso de contacto con sangre o fluidos corporales	SOLO En caso de contacto con sangre o fluidos corporales
SOLO En caso de contacto con sangre o fluidos corporales	Visitas Limitadas	Visitas Limitadas
	En caso de traslado, avisar personal receptor	En caso de traslado, avisar personal receptor
		Uso exclusivo paciente

Medidas estándar y aislamientos 

CONTACTO	CONTACTO + AÉREO	CONTACTO + GOTAS
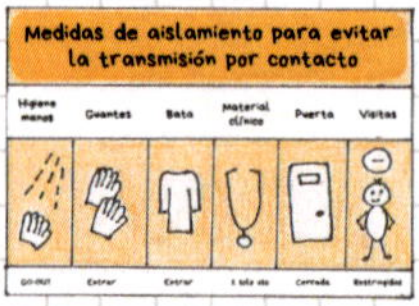 Medidas de aislamiento para evitar la transmisión por contacto Higiene manos · Guantes · Bata · Material clínico · Puerta · Visitas Infecciones/colonizaciones para bacterias - Klebsiella SARS-CoV-2 - Pseudomónada multirresistente...	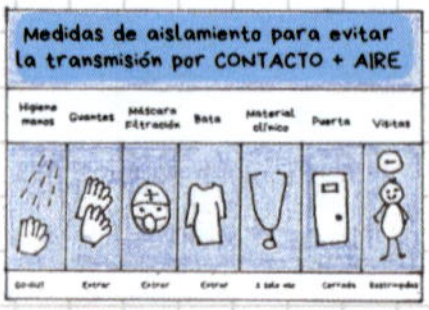 Medidas de aislamiento para evitar la transmisión por CONTACTO + AIRE Higiene manos · Guantes · Máscara filtración · Bata · Material clínico · Puerta · Visitas <5 micras SARS-CoV-2	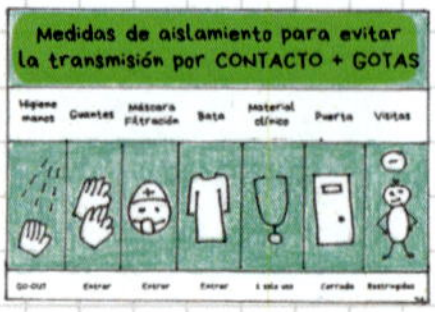 Medidas de aislamiento para evitar la transmisión por CONTACTO + GOTAS Higiene manos · Guantes · Máscara filtración · Bata · Material clínico · Puerta · Visitas >5 micras Gripe A - Gripe B
cerrada	cerrada	cerrada
ENTRAR SALIR	ENTRAR SALIR	ENTRAR SALIR
SOLO en caso de posibles salpicaduras	ENTRAR	ENTRAR
ENTRAR	ENTRAR	ENTRAR
Visitas limitadas	Visitas limitadas	Visitas limitadas
En caso de traslado, avisar al personal receptor	En caso de traslado, avisar al personal receptor	En caso de traslado, avisar al personal receptor
Uso exclusivo paciente	Uso exclusivo paciente	Uso exclusivo paciente

REANIMACIÓN CARDIOPULMONAR

RCP

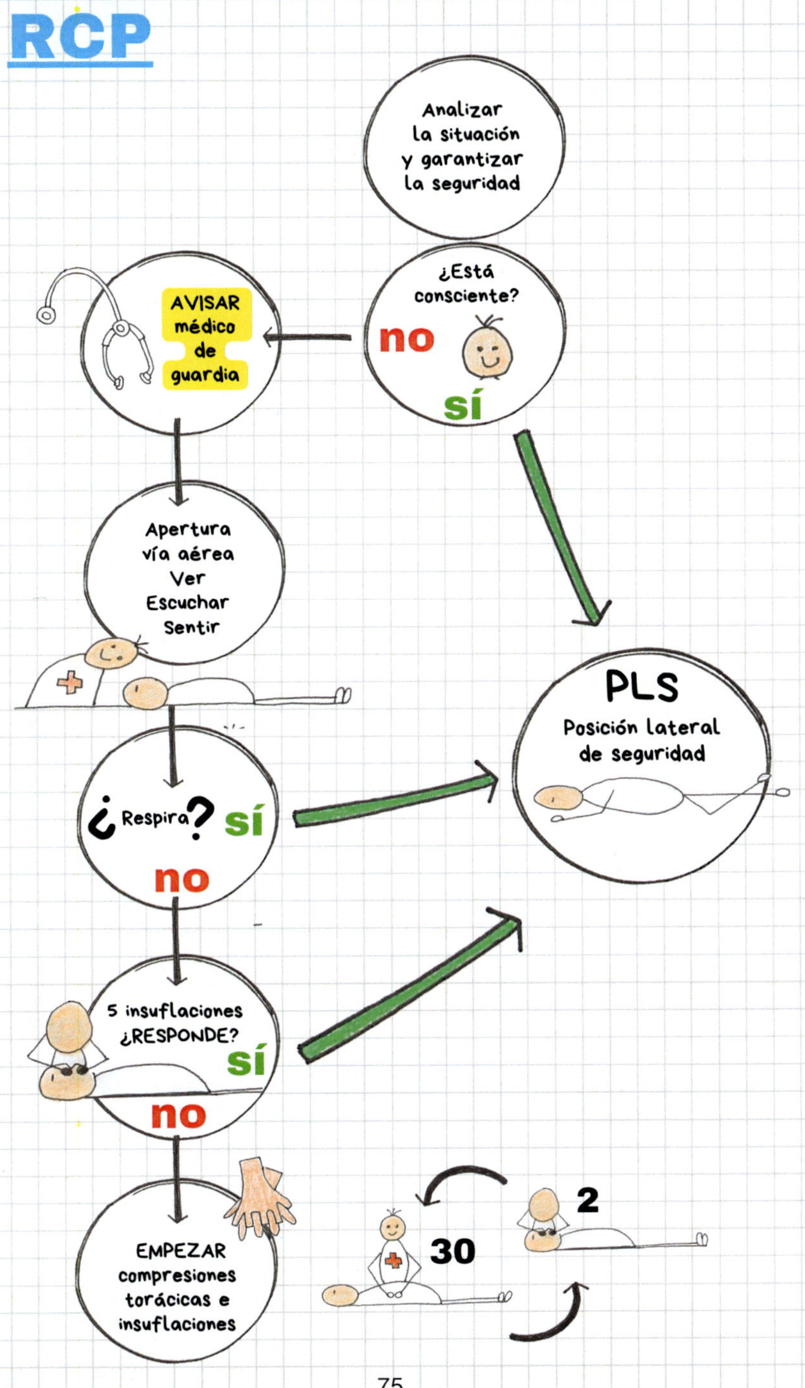

OVACE

OBSTRUCCIÓN DE LA VÍA AÉREA POR UN CUERPO EXTRAÑO

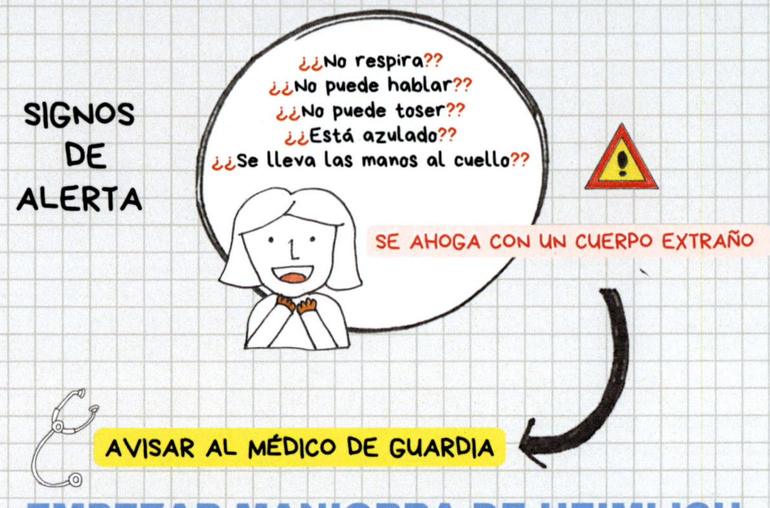

AVISAR AL MÉDICO DE GUARDIA

EMPEZAR MANIOBRA DE HEIMLICH

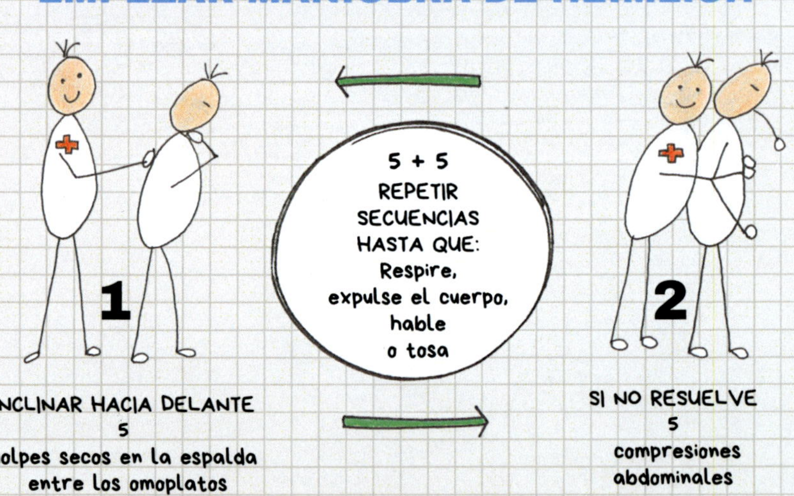

INCLINAR HACIA DELANTE
5
golpes secos en la espalda
entre los omoplatos

SI NO RESUELVE
5
compresiones
abdominales

NO RESPONDE?

HA ENTRADO EN PARADA CARDIORESPIRATORIA

INICIAR RCP